대체의학개론

김애정 저

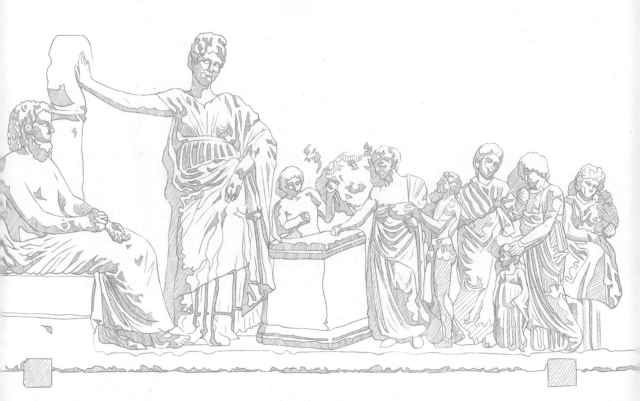

의(醫)는 하나이고 의학(醫學)은 여럿이며 요법(療法)은 수백 가지이다.

인술(仁術, Healing Art)로서의 의(醫)는 동서고금을 막론하고 하나일 뿐이다.

그 의(醫)를 파헤치고 계발하려는 학문적 접근법(Academic Approach)은 여럿이고 그 접근 방향에 따라 이런 의학 저런 의학이란 서로 다른 명칭이 생겨났다. 그리고 각 의학마다 수백 가지씩의 치료법이 따라다녔다. 그래서 의는 하나뿐이지만 의학은 몇 개로 나뉘어져 있고 요법은 수백 가지나 된다.

서양에서 발달한 의학은 서양의학이라고 부르게 되었고, 동양에서 발전한 의학은 동양의학이라 부르게 되었다. 과학과 기술을 지식체계의 바탕으로 삼고 있는 서양의학이 항생제와 외과적 수술의 우수성을 내세워 인간의 평균수명을 크게 늘려놓았고 그 결과 세계의학의 제도적 주도권을 차지하게 되었다.

1970년대 초반에 들어서면서 각 문화권마다 산재해 있던 전통의학들과 민간요법들이 우후죽순처럼 고개를 들고 일어나 각자의 존재와 가치를 세계의 무대에 과시하기 시작하자 의료계와 소비자들에게 혼란이 시작되었다. 이에 제도권 의학은 "서양현대의학 이외의 모든 전통요법과 민간요법을 한 통에 집어넣고 그 통을 대체의학"이라 부르게 되었다.

대체의학과 대체요법은 다른 것이다.

대체의학이란 "대체요법을 연구대상으로 삼는 의학"이기 때문이다.

대체의학(Alternative Medicine)은 대체요법(Alternative Therapies)들을 객관적(objective)이고 과학적(scientific)으로 연구하는 의학이다.

우리나라를 제외한 세계 모든 나라에서는 의료 환경이 서양의학과 대체의학으로 구분되지만, 의료제도가 2원화되어 있는 우리나라에서는 서양의학, 동양의학, 대체의학 셋으로 구분된다.

새로운 요법과 의술이 소개되었다고 또 하나의 새로운 의학으로 정립·발전하여 의료 형태가 자꾸 갈라지는 것은 아무도 바라지 않는 바이며 오히려 시대에 역행하는 것이라 볼 수도 있다.

모든 의학의 지식체계가 하나로 융합되는 것이 가장 이상적이고 바람직한 변화의 방향일 것이다.

이에 서양의학, 동양의학, 대체의학을 한데 어울러 포괄적으로 다루는 통합적(Integrative) 의학이 시작된 것이다. 통합된(Integrated) 의학이 아니다. 추구하는 방향이 통합적(Integrative)이라는 뜻이지 실체가 이미 통합됐다(Integrated)라는 뜻이 아니다.

우리는 21세기에 들어서면서 소비자들이 적극적인 태도로 무병장수(Well Being, 웰빙)를 추구하고 의료인들이 적극적으로 새로운 돌파구(Medical Breakthrough)를 찾아 헤매는 시대에 살고 있다.

그런데 너무나 많은 의학, 의술, 요법, 제품, 기기들의 낯선 용어와 개념이 일반 소비자들뿐만 아니라 의료 전문가들까지도 혼란스럽게 만들고 있다.

지금은 산만하게 알고 있는 것을 잘 정리해주고, 잘못 알고 있던 것을 고쳐주고, 아직 모르고 있는 것을 새롭게 알려주는 지침서가 필요한 때라고 본다.

이런 시점에 발간되는 경기대학교 대체의학대학원의 김애정 교수의 "대체의학개론"이야말로 이에 대한 답을 주는 시원스러운 참고서가 되리라 믿는 바이다.

김애정 교수의 책 대체의학개론은 3부로 나누어

제1장에서는 인류의 역사를 밑그림으로 하여 그 위에 의학의 발달사와 질병의 변천사를 조명해 주었고,

제2장에서는 의학의 큰 틀 속에서 대체의학의 존재를 찾아내고 대체의학의 실체를 파헤쳐 보았으며,

제3장에서는 수백여 가지의 대체요법 중에서 비교적 많이 알려져 있고 상대적으로 많이 연구되고 있는 일부 요법을 선별하여 임상과 연구에 실질적 도움을 줄 수 있는 방법과 정보를 집중적으로 정리하였다.

이 책 대체의학개론은 의료계 전문가는 물론 보건계열 학생뿐만 아니라 일반 지식인 모두에게 도움이 될만한 훌륭한 참고서가 될 것으로 믿어 의심치 않는 바이다.

감수인 전세일

CHA 의과학대학교 통합의학대학원 석좌교수
한국통합의학진흥연구원 이사장
세계생명정보학회(ISLS) 부회장

바다는, 바다로 흘러들어온 강물, 냇물, 빗물 등을
모두 포용하여 더 커다란 바다를 만든다.
바다가 그러하듯이 대체의학은
동양의학, 서양의학과 화합하여 21세기
현대인의 무병장수를 실현하는 통합의학으로의
발판을 마련하는 의학이어야 한다.

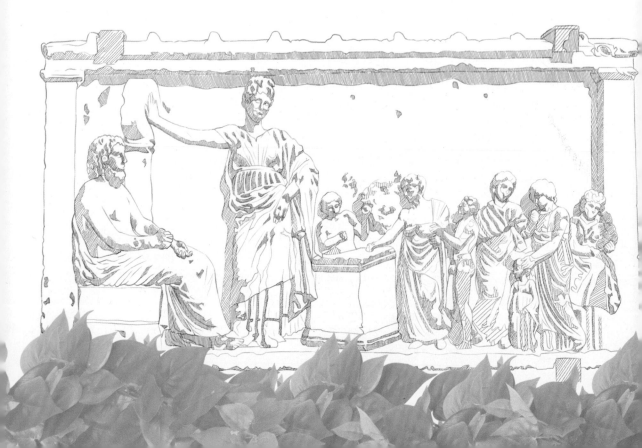

◀ 머리말 ▶

"인류의 역사는 질병극복의 역사"라고 할 수 있습니다. 왜냐하면 과거 우리는 초자연적인 힘에 따른 원시적 치료에 의지하였으나, 현대의학이 과학적으로 발전하면서 다양한 질병을 극복해온 과정이 인류의 역사와 맞닿아 있기 때문입니다.

역사적으로 현대의학 발전에 박차를 가하게 된 배경은 전자현미경과 같은 기술의 발전과 생화학, 생물리학, 물리화학, 면역학 등과 같은 학문의 발전을 꼽을 수 있습니다. 또한 바이러스의 생태와 구조, 숙주 세포와의 상호작용 및 숙주 세포 내로 침입하고 번식하여 방출되는 기전이 밝혀짐으로써 오랫동안 치료하기 어려웠던 다양한 감염성 질환들을 항생제를 통해 치료할 수 있게 되었습니다.

이러한 항생제의 발견과 더불어 풍족해진 먹거리 덕분에 현대인의 평균 수명이 연장되고 질병을 치료하는 의학 또한 눈부신 속도로 발전하는 듯 했습니다. 그러나 현대의학은 차츰 만성퇴행성질환을 극복하는 데 한계를 보이기 시작하더니, 신종 바이러스나 슈퍼 바이러스와 같은 감염성 질환에도 무방비한 상태가 되어버렸습니다. 다시 말해 현대의학이 주류인 21세기를 살고 있는 현대인들은 만성퇴행성질환에서 여전히 자유롭지 못하고, 감염성 질환에도 속수무책이 되어버린 것입니다. 이렇게 된 이유는 자연치유력을 거스른 채 항생제를 남용한 것이 주요 원인이란 생각이 듭니다.

이것이 현대의학에 국한된 치료보다는, 불확실하더라도 대체의학에 기대와 희망을 가지게 된 계기라 볼 수 있습니다. 이제는 학계에서도 대체요법들의 지혜와 가치를 인정하고 대체의학의 유용한 정보에 관심을 갖고 이를 과학적으로 검증하여 한발 더 나아가야 합니다.

따라서 마음-몸-영혼(mind-body-spirit)의 상호관계를 통한 무병장수실현을 목표로 하는 대체의학에 대한 개념정립이 필요합니다. 그러한 이유에서 아직 미진한 부분이 많지만, 본서를 통해 많은 이들이 열린 마음으로 대체의학을 접하고 나아가 그 개념을 이해하는 데 보탬이 되기를 바랍니다.

끝으로 늘 그리운 나의 어머니께 이 책을 바칩니다.

2016. 2.

김애정

contents

1장 인류 질병극복의 역사

1 선사시대 · 10

2 고대시대 · 12
- (1) 메소포타미아의학 · 12
- (2) 헤브라이의학 · 12
- (3) 이집트의학 · 13
- (4) 인도의학 · 14
- (5) 중국의학 · 14

3 고전시대 · 17
- (1) 그리스의학 · 17
- (2) 로마의학 · 25

4 중세시대 · 29
- (1) 중세의학 · 29
- (2) 아랍의학 · 30
- (3) 중세후기의학 · 32

5 유럽의 르네상스 · 35

6 근세에서 현대시대 · 38
- (1) 17세기 · 38
- (2) 18세기 · 40
- (3) 19세기 · 43

7 20세기 · 52

8 21세기 · 59

2장 대체의학의 개요

1 건강과 질병·62
  (1) 건강의 개념·62
  (2) 현대인의 미병·65

2 대체의학의 개념·67
  (1) 용어정의·67
  (2) 대체의학의 특징·70
  (3) 서양의학과 대체의학의 비교·73

3 회귀의학의 등장·75
  (1) 대체의학의 등장 배경·75
  (2) 대체의학의 필요성과 역할·77
  (3) 대체의학 관련자들의 올바른 자세·80

4 대체의학의 미래와 전망·81
  (1) 대체의학에 대한 인식의 변화·81
  (2) 대체의학의 의료체계와 교육환경조성·84
  (3) 대체의학 관련 부가가치 상품개발의 활성화·87
  (4) 미국 대체의학의 발전 사례·93
  (5) 미래는 통합의학 추세·94

5 국내외 대체의학의 이용 현황·97
  (1) 아메리카·97
  (2) 유럽·98
  (3) 아시아·100
  (4) 아프리카·101

3장 대체요법 종류

1 대체요법의 분류·104
  (1) 의학적 토대에 따른 분류·104
  (2) 시술적 기준에 근거한 분류·105
  (3) WHO가 제시한 분류·106
  (4) 미국국립보건원이 제시한 분류·107
  (5) 미국 NCCAM에 의한 분류·108

2 대체요법의 종류·112
  (1) 천연물요법·112
  (2) 심신요법·145

참고문헌·169
찾아보기·176

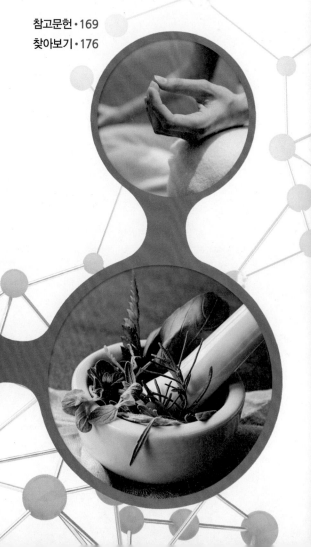

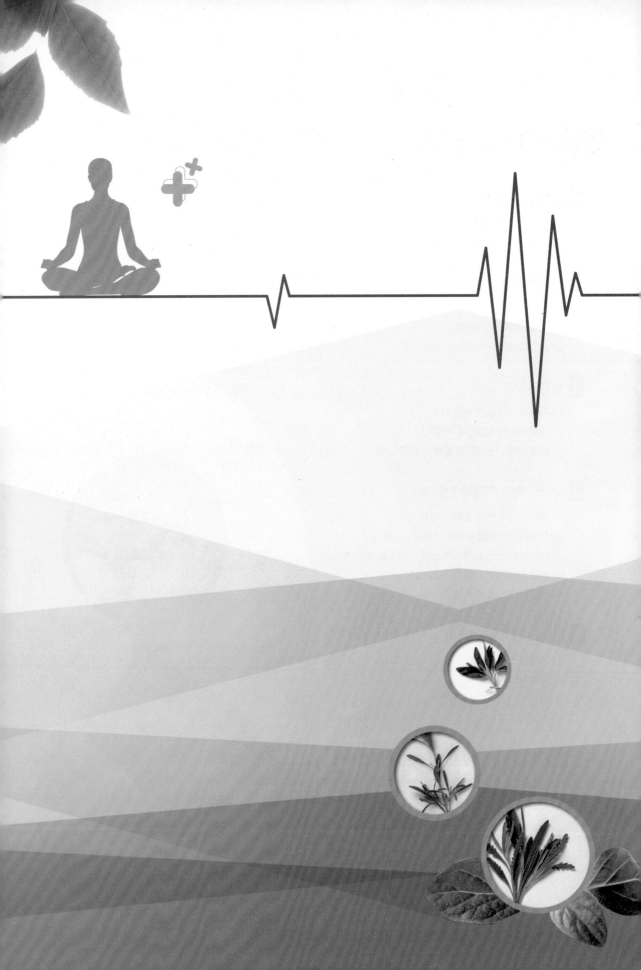

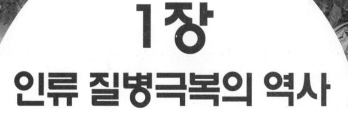

1장
인류 질병극복의 역사

인류의 역사는 질병의 역사이며 이 질병을 극복하기 위한 노력의 역사가 곧 의학의 역사이다. 그래서 인류의 역사를 의학의 역사로 보아도 무방할 것이다.

이러한 의학의 역사를 통해, 선사시대부터 21세기 현대에 이르기까지 우리 인류의 질병 극복을 위한 노력에 대해 알아봄으로써 대체의학이 한때는 주류의학이었던 시기도 있음을 알 수 있다.

학습목표

1장에서는 인류의 질병 극복의 역사를 통해 선사시대부터 현대의학이 등장하기 전까지 주류의학의 자리를 지켜왔던 가칭 대체의학이 21세기를 맞이하여 회귀의학으로 돌아온 배경을 인지한다.

1 선사시대

인류의 활동이 최초로 기록된 시기는 약 5,500년 전이며 그 이전은 선사시대(BC 700만 년~ BC 1만 년)로 알려져 있다. 초기 구석기시대는 약 4만 년에서 1만 년 전 사이로 거슬러 올라가는데, 이 시기 동안 인류의 지능과 기술은 비약적으로 향상되었으며 최초의 언어가 등장하고 정착생활이 시작되었다.

4만년 전, 왜 인류의 지능과 기술이 비약적으로 발전하게 되었을까? 초기 인류는 어떤 질병을 앓았으며 어떻게 치료하였을까? 기록이 없는 이 시기에 대한 의문은 남아있는 선사시대의 유골과 유물, 화석, 동물벽화 등을 통해 살펴 볼 수 있다.

수렵생활을 하던 인류는 경작을 위해 집단으로 모여 정착생활을 하면서부터 질병에 시달렸을 것이고, 동물을 가축으로 기르게 되면서 박테리아나 바이러스에 노출되기 시작했으며, 이 동물들을 잡아먹으면서 기생충에 감염되었을 것이다. 이로 인해 많은 질병들이 동물과 인간의 종(種)을 넘나들면서 발병하였음을 추측해볼 수 있다.

이 시기의 화석을 살펴보면, 사냥을 하던 인류에게서 골절은 흔하게 발생되었을 것으로 추정되며, 신석기인은 천두술(두개골에서 뼛조각을 떼어내는 수술)도 시행하였는데 수술을 받은 이의 상당수가 살아남았음을 알 수 있다. 이는 '외과적 도구사용'에 의미를 둘 수 있기도 하나, 종교적 의식에 의한 골절 치료일수도 있다는 여러 가지 추측이 가능하다. 인류의 탄생과 비슷한 시기에 출현한 꽃가루 화석을 통해 인류는 탄생 초부터 알레르기로 고생했을 것이라 추정하기도 한다. 또 신석기인의 유골 척추에 나타난 결장병변을 미루어 추측해 볼 때 이는 곧 결핵의 증세로 해석된다.

그렇다면 초기 인류는 어떻게 이러한 질병들을 극복했을까?

선사시대 원시인의 몸은 자연의 일부로서 환경의 변화에 따를 수밖에 없는 미약한 존재였고, 빙하기(구석기시대)의 지구는 매우 추웠다. 인류는 이와 같은 열악한 조건 속에서 살아남기 위한 방법을 본능적으로 연구하고, 서로 간에 협력하기 위해 어떤 형태로든 의사소통을 하였을 것이다.

신석기시대(BC 10,000~BC 70,000년 무렵)를 살펴보면 인류가 단순한 채집자에서 농부가 되면서 그들이 재배한 식물 중에 약초가 있었으리라고 추측할 수 있지만, 약효를 언제 어떻게 알았는지 확실히는 알 수 없다. 그러나 도구를 만들고 질병을 치료하기 위해 동물적인 본능차원에서 질병을 치료할 식물(약초), 광물, 약물 등을 찾아 사용하였을 것으로 생각되며 이것이 곧 의학의 출발을 의미한다고 볼 수 있다.

선사시대

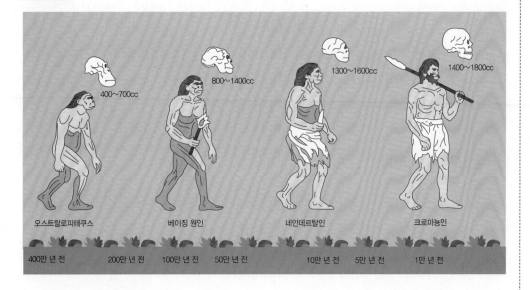

400~700cc

800~1400cc

1300~1600cc

1400~1800cc

오스트랄로피테쿠스　　베이징 원인　　네안데르탈인　　크로마뇽인

400만 년 전　　200만 년 전　　100만 년 전　　50만 년 전　　10만 년 전　　5만 년 전　　1만 년 전

① 선사시대 인류의 질병

　19세기 루퍼 등에 의해 발달된 선사병리학은 선사시대와 고대의 인간과 동물의 잔해에서 보이는 병적 현상에 대해 연구하는 학문으로 이를 통해 선사시대의학을 살펴 볼 수 있다. 그러나 화석과 고고학, 형질 인류학, 선사병리학, 조각 및 동굴벽화 등으로부터 선사시대에 관한 정보를 얻을 수는 있지만 우리의 질문에 대한 해답은 아직 추측에 불과하며 많이 부족한 실정이다.

② 선사시대 인간의 수명

　선사시대 인간은 열악한 환경조건에 영향을 받을 수 밖에 없었고 유골 조사를 통해 살펴본 이 시기의 평균 수명은 20~30세 정도로 추정된다.

③ 선사시대 질병 치료방법

　인류는 채집 및 수렵 생활에서 농작물을 경작하며 정착 생활로 바뀌면서, 주로 식물(약초), 광물, 약물 등에서 치료방법을 찾았을 것으로 추정된다.

2 고대시대

고대시대(BC 1만 년~BC 500년)에는 인류가 도시를 이루고 문자를 발명해 사용하게 되면서 국가가 성립되었는데 특히 메소포타미아, 이집트, 인도, 중국(세계 4대 문명지역)을 중심으로 병에 걸린 사람을 치료하는 데 특별한 재능을 지닌 사람들이 나타나기 시작하였다. 그들은 사람의 몸이 어떠한 원리로 움직이는지, 병에 걸리는 이유는 무엇인지 이해하기 위해 노력했으며 마침내 다양한 본보기와 설명들을 내놓기에 이르렀다.

(1) 메소포타미아의학

메소포타미아에서 질병은 신이 내린 저주였다. 그들은 질병을 도덕적 규율을 위반한 범죄자들과 그들의 가족이나 후손에게 내려진 신의 처벌이라 생각했다.

의사들은 점술을 통해 병을 치료하기도 하였는데, 생명의 자리라고 여기는 간(肝)으로 점을 치는 행위로 환자가 지은 죄와 신의 요구(치료법)를 알아낼 수 있다고 믿었다. 그래서 치유를 위해 참회, 의식, 기도, 신에게 바치는 희생제물 등의 종교적 수단이 시행되기도 했다.

그러나 이 시기에 발견된 점토판들을 살펴보면, 질병과 약물의 종류, 그에 따른 약물의 용도 등이 기록되어 있어 몇 백종의 식물, 광물, 동물의 구성성분이나 분비물이 치료제로 쓰이는 약물요법도 사용되었음을 알 수 있다.

또한, 최초의 의료법이 발견된 함무라비 법전에는 수술 후 결과에 관한 의료법이 나와 있어 당시 외과술이 흔하게 시행되었음을 추측해 볼 수 있다.

(2) 헤브라이의학

메소포타미아 문명의 영향을 받은 헤브라이인 역시 질병은 신의 처벌이며 죄의 징표라 믿었고, 때문에 엄격한 율법을 지키며 행동을 통제하고자 하였다.

여러 민족과 나라 사이에 섞여 살아가던 유대인은 BC 4세기 무렵 그리스 학문의 중심지인 알렉산드리아로 모여들어 식이요법, 마사지, 약물요법뿐 아니라 해부학과 생리학의 가르침을 따르기 시작했다.

특히 위생법은 의학적인 이유보다는 종교적이고 교육적인 이유에서 더 준수하였다. 이러한 개인위생과 공중위생에 관한 성서시대의 관념과 금기는 탈무드로도 이어졌는데 후대의 헤브라이인들은 어떤 병은 접촉에 의해서 전염된다는 것을 확실히 알고 있었다고 볼 수 있다. 그 후로 많은 세월이 흐른 뒤에도 유대인은 그리스와 로마 학문의 저장고로써 동방의 회교권과 서방의 기독교권을 이어주는 중요한 역할을 하였다.

(3) 이집트의학

이집트의 모든 신들은 질병의 여러 가지 측면들과 관계가 있었다. 수많은 설화를 통해 대부분의 신들이 질병을 일으키거나 혹은 치유를 하는 등의 이야기가 전해진다. 이 중에서 치유와 관련해 가장 중요한 신으로 의사와 서기의 두 가지 직업의 수호신이면서 동시에 신들의 의사였던 토트와, 건축가, 시인, 서기, 의사로서 활동을 해 실존했던 사람이었다가 나중에 토트를 넘어서 이집트의 주된 치유신이 된 임호텝이 있다.

특히 파피루스는 여러 자료들 가운데 이집트의학의 주요 자료로 활용되는데 수의학과 여성 질병이 쓰인 가장 오래된 의학 파피루스를 비롯하여, 외과술을 기록한 파피루스도 있고, 약물학적이고 기계론적인 치료법과 주문이나 부적이 기록되어 있는 파피루스도 발견되었다.

이러한 파피루스의 기록뿐만 아니라 그림, 비문, 미라 등을 통해서도 수많은 질병을 확인할 수 있다. 소화기와 관련된 질병은 흔하였고, 감염증과 여러 종류의 열병도 발생했으며 관절염과 통풍, 눈병 등이 만연했고, 미라에서는 동맥경화증, 천연두, 흑사병 등이 확인되었다.

질병을 진단할 때는 환자로부터 정보를 얻었으나 증상이 곧 질병인 것으로 진단을 하는 경우가 대부분이었다. 질병을 치료하는 방법도 종교적이고 주술적인 행위가 핵심적인 역할을 하여 주문이나 부적, 굿을 사용하였는데 이러한 종교적인 의식에 식물성, 동물성, 광물성 약들을 다양하고 독특한 방법으로 혼합하여 치료했다고 전해진다. 그리고 물리적 치료로 냉온요법과 붕대감기, 사혈, 흡혈용 거머리가 사용되기도 했다.

이집트에서는 미라를 만들기 위한 해부가 자주 이루어졌으나 인체 장기에 대한 기술이 제한적이었다. 이는 인체의 여러 장기나 기능을 우주구조나 신학과 관련지어 생각했기 때문인데, 따라서 해부학이나 생리학에 대한 정보는 자세히 나와 있지 않다.

그리고 먼 훗날, 알렉산드로스에 의해 이집트에 건설된 알렉산드리아는 지중해 세계의학과 지적활동의 중심이 된다.

(4) 인도의학

인도의 의학을 살펴볼 수 있는 자료로 베다는 매우 중요하다. 베다는 힌두교의 가장 오래된 경전이며 고대 찬송가와 기도문 그리고 아리안 족의 가르침을 모은 문헌으로 훗날 인도의 종교와 도덕률의 바탕이 되었다. 이 중에서 아유르베다(생명의 지식)는 고대의 가르침을 전하면서 수많은 저자가 쓴 광범위한 의학저술에 기반을 두고 있다.

질병의 진단법은 합리적인 방식과 함께 마술이 포함되어 있었기 때문에 무당이 중요한 역할을 했다. 즉 의사들은 여러 가지 자연의 현상들을 해석하거나 살펴서 질병의 정도를 판단하기도 했고, 환자들은 가래, 대소변, 토사물에 대해 정밀한 검사를 받기도 했다. 그리고 그 중에서도 맥박을 통한 진단과 치료가 중요하게 여겨졌다.

인도의 의사는 초기에 브라만 성직계급에서 배출되었지만, 시간이 갈수록 낮은 계급 출신이라도 의사를 할 수 있었으며 기술이 좋은 의사는 사회적으로 높은 대우를 받았다. 의사들은 외과술과 약물을 모두 이용하여 치료하였는데, 약물의 종류는 굉장히 많았다. 이 처방가운데 몇몇은 최근의 서양의학에 포함되기도 했지만 아직도 연구가 필요한 유용한 약물이 많을 것으로 짐작된다.

이러한 인도의 의술은 점차적으로 아시아 전역에 전파되었으며 번역된 아유르베다 문헌을통해 유럽에까지 전해져 중세 유럽 문화의 한 부분이 되기에 이른다.

(5) 중국의학

중국은 모든 만물이 음과 양이라는 두 가지 요소로 조합된 것이라는 근본사상을 가지고 있다. 우주의 원리도 '도(道)'로서, 그것은 사물에 있어 음과 양의 적절한 배분을 의미한다. 음과 양의 자연스러운 관계를 흐트러뜨리는 것은 좋지 않은 일로 생각하였고, 도를 주의 깊게 따르는 것이 곧 바른 삶이라고 여겼다. 따라서 중국의 의학은 도가사상을 기반으로 두었으며 도가에서 중요시하는 양생법은 절제와 소박한 삶을 통한 질병의 예방이었다.

중국의학은 세 명의 전설적인 황제의 업적을 빼놓고는 이야기 할 수 없다. 먼저 황제 복희(伏羲, BC 2,900년 무렵)는 음양의 조건을 여덟 개의 선으로 구성하는 '팔괘'를 창시하였고, 이 체계는 지금까지도 주역에 의해 계승되고 있다. 또한 신농은 최초의 의용 식물학서인 '본초경'(BC 2,800년 무렵)을 편찬해 365가지의 약초에 대해 기록하였으며, 황제 헌원(BC 2,600년 무렵)은 '내경'을 펴냈는데, 질병의 예방과 치료에 대한 대화나 침술에 대한 기록 등을 주요한 부분으로 볼 수 있다.

의사들은 문진, 음성과 신체의 관찰, 맥박과 병든 부위를 촉진(觸診)하여 진단했다. 그들은 환자가 어떻게 도(道)를 어겼는지 알아보고 환자의 상태를 진단했는데 환자의 사회적 지위, 경제적 능력, 행복감, 기후, 환자나 주변 인물의 꿈 등을 주의 깊게 살펴보기도 했다. 그러나 그 중에서 맥을 짚는 일이 가장 중요한 진단법이었을 것이다. 의사들은 환자의 맥박과 자신의 맥박을 비교하기도 했고, 맥박을 다양하게 구분하여 각각을 신체의 장기와 연결시켰으며, 맥박의 얕고 깊은 차이에 따라 몇 백 종류의 맥박으로 나누어 관찰하였다.

침술과 뜸은 중국의학에서 가장 중요한 부분을 담당한다. 침술과 뜸의 목적은 지나친 양기나 음기를 뽑아내거나 이를 통해 외부 에너지를 주입하여 양과 음의 적당한 균형을 유지하는 데 있다. 침술은 다양한 깊이로 바늘을 꽂는데, 365개의 경혈 어디든 침을 꽂을 수 있고 각 혈은 특정 장기에 연결되어있다고 본다. 뜸 또한 침술처럼 아주 오래된 치료법으로 침과 같은 경락에 가루로 된 식물을 피부 위에 올려 태우는데, 대부분 수포를 남긴다.

이 같은 치료법, 특히 침술은 한국과 일본에 영향을 주면서 알려지게 되고 17세기 무렵에는 유럽까지 전해진다. 그리고 최근까지도 그 밖의 서양 각지에서 많은 관심과 호응을 일으키고 있다.

고대시대

① 세계 4대문명

세계 4대 문명지역인 메소포타미아의 티그리스강과 유프라테스강, 이집트의 나일강, 인도의 인더스강, 중국의 황하강 등의 풍요로운 땅에서 문명이 꽃피기 시작하여 훗날까지 많은 영향을 주었다.

② 아유르베다

아유르베다의학은 전통적인 인도의학으로 '아유르베다'라는 단어는 '생명의 과학' 혹은 '수명의 과학'을 의미한다. 모든 치료 방법 중 가장 오래된 방법으로 5천년에서 만 년 전에 시작된 것으로 추정된다. 아유르베다의학이 '모든 힐링의 어머니'라고 불리는 것은 인간 중심적인 중국의학과 그리스의 히포크라테스 의학에 영향을 끼쳤을 것이기 때문이다. 질병과 건강의 비밀이 깊은 명상을 통해서 현자들에게 전수되었으며, 이는 4개의 베다(Rig, Sama, Yajur, Atharva)에 기록되었다.

아유르베다의학의 특징도 마음-몸-영혼의 통합으로, 에너지 영역(차크라)이 막히면 질병이 유발된다는 중국의학과 유사한 논리를 가지고 있다. 아유르베다의학은 영국 통치 기간 동안 인도에서 소강기를 거쳤지만, 1947년에 인도가 독립을 쟁취하면서 다시 중요성을 획득하게 되었다.

③ 신농 본초경(神農 本草經, BC 2,800년 무렵)

중국의 약전은 최초의 의용 식물학서인 '본초경'시대로부터 2,000가지 재료와 16,000가지 처방이 있는 후대의 왕조시대에 이르기까지 늘 풍부하였다. 약은 맛이 쓸수록 좋다고 생각하였고 5가지로 분류되었는데, 약초, 약목, 곤충, 돌, 광물이다. 치료제로 쓰이는 광물과 금속은 수은, 비소의 여러 화합물과 천연자석을 포함한다.

특히 중국의학과 관련하여 2가지 식물은 기억해둘 만하다. 하나는 신농이 기술한 마황(麻黃, ephedra)으로, 몇 천 년 동안이나 호흡기질환의 치료와 발열, 발한제 및 진해제로 쓰였다. 에페트라는 그리스의 약전에도 들어가 전 세계에 퍼졌는데 19세기말 일본의 연구자들이 유효 성분인 에페드린을 추출하고 그 효능을 밝힌 뒤로 서양의학의 한 요소가 되었다.

④ 황제 내경

몇 세기 동안 구전되어 온 이 책은 BC 3세기 무렵에 책으로 편찬되었다. 내경의 주요 부분은 소문(素問)으로 예방과 치료를 포함한 건강과 질병의 여러 측면에 관해 황제와 그의 재상인 기백이 나눈 대화로 내경에 의하면 5가지 치료방법(마음의 치료, 영양섭취, 약물투여, 몸 전체의 치료, 침과 뜸)이 사용되었다. 황제 헌원(BC 2,600 무렵)의 명성은 의학서인 내경(內經)에 기인한다.

3 고전시대

고전시대(BC 500~AD 500)는 그리스에서 로마시대로 이어지며, 이 시대적 흐름 속에서 아스클레피오스에서 히포크라테스 그리고 갈레노스로 연결되어 발전해 온 질병 치료의 위대한 업적을 접할 수 있게 된다.

(1) 그리스의학

그리스의학은 크레타-미케네시대, 신화시대, 히포크라테스 이전 시대(자연철학시대) 히포크라테스시대, 그리고 히포크라테스 이후 시대(여러 의학 분파들의 시대)로 나누어 볼 수 있다.

1) 크레타와 미케네의학

그리스의학을 논할 때, 합리적이고 비종교적인 의술의 대명사로 히포크라테스를 쉽게 떠올릴 수 있다. 그러나 그리스의학은 히포크라테스 이전에도 몇 백 년 동안 수많은 의학지식과 경험을 쌓아가던 다른 여러 고대 민족과의 교류를 통해 나름의 토대가 만들어졌고, 이 또한 히포크라테스의학의 발전에 커다란 영향을 미쳤을 것이다. 그리고 히포크라테스 이후에도 여러 위인들과 영향력이 있는 교의, 뛰어난 지식의 발전으로 그리스 문명과 의학은 끊임없이 발전하였다고 볼 수 있다.

그리스신화에서 대부분의 신은 병을 일으킬 수 있는 존재로 나오는데 이 때문에 그리스인들은 신을 화나게 한 원인이 무엇인지 궁금해 했고, 그런 신을 달래는 마음으로 기도, 희생, 정화를 하기도 했다.

질병의 자연적인 원인과 합리적인 치료법도 그리스의학에서 매우 중요한 부분을 차지하는데 특히 인체의 해부학과 생리학에 대한 지식은 한계가 있었다 하더라도 미신이나 종교적이지 않고 합리적이었다.

고대 그리스에서는 삶과 죽음에 대한 개념을 생명력을 의미하는 티모스(thymos)와 영혼을 의미하는 프시케(psyche)로 나누어 생각했다. 생명력은 내부환경(혈액과 체액의 흐름)과 외부에서 얻어진 요소(음식, 공기, 물)에 의해 유지되고 상처나 숨을 내쉬어서 생명력을 뜻하는 티모스가 빠져나가면 죽음이 온다고 믿었고, 영혼이나 개인적인 인성을 뜻하는 프시케는 죽은 뒤 지하로 간다고 믿었다.

2) 그리스신화와 아스클레피오스 신전

고대 그리스에서 환자를 치료하는 존재는 의사뿐만이 아니었다. 그리스인들은 신이 신전에서 질병을 치료해준다고 믿었으며 따라서 치유의 신들은 신전에서 숭배를 받았다.

여러 가지 치유의 신중에 가장 유명하고 숭배를 받았던 신은 아스클레피오스이다. 그는 치유력을 가지고 있던 신들 중에서 몇몇을 하나로 통합한 존재로 의사들은 아스클레피오스 신전에서 일을 하기도 했다. 아스클레피오스는 질병과 건강에 관련된 일을 맡은 대가족이 있었는데, 아내 에피온(Epione)은 통증을 줄어들게 했고 맏딸 히게이아(Hygeia, 위생을 의미하는 영어 hygiene의 어원)는 질병의 예방을 상징하는 건강의 신이 되었으며 작은 딸 파나케이아(Panakeia, 만병통치약이라는 의미의 영어 panacea의 어원)는 치료를, 아들 텔레스포로스(Telesphoros)는 환자의 회복을 도왔다고 전해진다.

에피다우로스에 있는 신전처럼 규모가 큰 아스클레피오스 신전은 오락과 위안, 환자의 기분 전환을 위해 극장, 운동장, 체조실 등이 있었고 신전의 경계 밖에는 여관과 숙박 업소도 존재했다. 이 신전의 역할을 생각해보면, 지금의 병원의 역할이라기보다는 오히려 근대적 의미에서 성지와 건강온천의 혼합체라고 할 수 있다. 이곳에서 환자는 특정한 음식과 술을 금하였으며 가끔은 단식을 하였다. 또 제의적인 목욕을 하고 난 후 깨끗한 흰옷을 입고 신에게 희생제물을 바치기도 했다. 밤이 되어 환자가 잠이 들면 사제가 아스클레피오스의 복장을 하고 '회진'을 하였는데 이러한 '신'이 하는 치료는 일반적인 치료법과 민간요법, 외과술 등 매우 다양한 방법으로 이루어졌다.

이러한 신전치료에서 심리적인 원인에 의한 질병은 특히 많이 치료되었는데 불임증, 발기불능, 두통, 피부병 등의 증상이 그 대표적인 경우이다. 신전치료가 효과가 컸던 가장 중요한 이유는 신에 대한 믿음이라고 할 수 있다.

3) 히포크라테스 이전의 그리스의학

히포크라테스시대 이전의 그리스는 BC 9~8세기 호메로스시대부터 BC 6세기까지 의학이나 과학이 어떠한 모습이었는지 정확하게 알 수는 없으나 오랜 전통이나 자연 철학자들의 사상을 통해 짐작할 수 있다. 그리고 BC 6세기에 들어서면서 초자연적인 것보다는 자연현상으로 사물을 설명하고 분석하는 새로운 접근방식이 시작되었으며 그에 따라 여러 '학파'가 등장하게 된다.

그리스 최초의 철학자이며 '자연철학의 개척자'라는 칭호를 들은 탈레스(Thales, BC 640~546

년)는 교류의 중심지면서 여러 인종과 사상가들의 도시였던 밀레토스 출신으로 그리스 칠현
(七賢) 가운데 한 사람이라 일컬어진다. 탈레스는 동물과 식물의 기본 요소는 물이며 거기에
서 대지와 공기가 나왔다고 믿었고 수학, 천문학, 항해술, 지리학, 기하학 등에 큰 업적을 남
겼다. 그 중에서도 가장 중요한 업적은 신의 개념을 받아들이긴 했지만 현상들을 설명할 때
초자연적인 원인에 의지하지 않고, 종교적인 수단도 이용하지 않았다는 것이다. 즉 여러 가지
현상들을 '신의 체계'가 아닌 '자연 자체'로 믿었다. 그리고 그의 이러한 사상은 그 후로도 많
은 이들에게 커다란 영향을 주었다.

탈레스 이후 밀레토스에는 아낙시만드로스(BC 560년 무렵)와 아낙시메네스(BC 546년 무렵)라는
사상가도 나왔다. 아낙시만드로스는 탈레스의 합리적인 관점을 더욱 확장시켜 모든 생명이
물에서 출발하였다고 가르치고, 우주가 대립되는 힘들의 균형으로 이루어져 있으며 보편적
인 법칙에 의해 지배 받는다고 주장하였다. 그리고 그의 제자 아낙시메네스는 물보다는 공기
가 더 근원적인 요소라고 여겨 공기가 생명에 더 필수적인 요소라고 보았다.

헤라클레이토스(Heracleitos, BC 500년 무렵)는 밀레토스의 북쪽에 있던 에페소스라는 지방의
뛰어난 철학자였는데, 물이나 공기보다는 불을 더 근원적인 요소라고 믿고 대립적인 힘들의
균형이 우주와 생명에 본질이라는 아낙시만드로스의 주장에 동의하였다. 그리고 변화만이
우주의 변함없는 본질이라고 생각했다.

앞서 말한 사상가들은 고대 이오니아인이 이주한 지역에서 활동했기 때문에 이오니아학파
로 불렸으며, 우주적 환경과 인간성을 이루는 요소와 성질을 합리적으로 연구한 것이 특징
이다.

BC 6세기쯤에는 모든 물질의 구성성분으로 물, 흙, 불, 공기의 네 가지 요소를 일반적으로
받아들였다. 이 네 가지 요소는 각각 습지, 건조, 온, 냉과 같은 성질을 가지고 있는데 각각의
원소에 대한 교의와 성질은 시간이 흘러 근대 초기까지도 의학이론에 영향을 주었다.

한편, 피타고라스(Pythagoras, BC 530년 무렵)는 크로토니아로 이주하여 제자들과 함께 철학학
파를 세우고 종교적인 공동체 생활을 하였다. 탈레스가 물질에 관심을 가졌다면, 피타고라스
학파는 영혼과 영적인 우주에 관심을 가졌다. 그들은 인간을 신성(神性)을 되찾아야하는 타락
한 신으로 여겨 육체는 없어지지만 영혼은 계속해서 태어난다고 주장했다. 때문에 모든 생명
이 신성하고 영혼에 간섭할 수 있다는 이유로 외과술은 금지되었다.

그들은 우주의 기본원리를 물질적 요소가 아닌 수(數)에서 찾았는데 각 숫자는 수학적 기
능 말고도 특별한 의미가 있다고 믿었다. 예를 들어 1은 신을 의미하고 2는 물질을 의미하며

4는 건강에 중요한 숫자였다. 네 원소와 네 성질의 의미들은 특히 이 같은 학파들의 지지를 받았다.

다른 의학학파들도 여러 지역에서 발전하였는데 그리스의 역사가 헤로도토스에 따르면 크로토니아가 그 중 유명한 철학의 중심지였다고 한다. 유명한 그리스 의사 중 한 사람인 데모세데스도 그곳에서 교육을 받았다. 크로토니아학파의 의사들 중에서 알크마이온은 그리스의 합리적인 의학의 선구자 중 한 사람으로 꼽힌다. 알크마이온은 건강이 조화와 균형으로 유지되고, 질병은 균형의 상실이라고 주장했다. 그는 뇌가 지성과 감각의 중심이라는 것을 깨달았고, 귓속의 인두관을 발견했으며 동맥과 정맥을 구별했고, 시신경도 찾아냈다. 물론 알크마이온 역시 시대적 한계는 있었지만 자세한 관찰과 합리적인 개념으로 새로운 의학이론을 제시한 의학자였다.

그밖에도 시칠리아 남부를 중심으로 퍼진 엠페도클레스학파나 소아시아 해변의 크니도스학파와 코스학파 등이 있다.

엠페도클레스학파는 질병에 대한 처방을 규칙적인 운동과 식사, 마음과 몸과 행동의 정화에 관한 피타고라스학파의 주장을 따르기도 했다. 또한 모든 생물과 무생물이 네 가지 기본 원소(물, 불, 공기, 흙)로 구성되어 있다고 믿었으며 이후 후계자들에 의해 물질이 원자로 구성되었다는 이론과 함께 원자에 대한 연구가 이어졌다.

크니도스학파는 질병의 증상에 기초한 정밀한 진단을 중요시했고 각 장기의 증상에 따라서 정교하게 질병을 분류했으나 치료는 단순하고 빈약했다.

이와 같은 여러 학파의 수많은 철학가와 의학자 중에서 가장 유명하고 의학의 대표적인 이름으로 전해지는 사람이 바로 코스학파의 히포크라테스이다.

4) 히포크라테스시대의학

히포크라테스시대의 의학자나 의사들은 더 이상 질병을 신의 처벌로 생각하지 않았다. 특히 히포크라테스는 질병의 진단이나 치료의 처방을 신이나 종교가 아니라, 관찰과 이성적인 판단에서 찾았다.

이 시대의 그리스인은 신체의 네 가지 체액으로 질병의 원인을 설명할 수 있다고 믿었다.

앞서 언급한 네 가지 원소(물, 불, 공기, 흙)와 네 가지 성질(습, 열, 건, 냉)이 강조되면서 4계절의 영향에 주목하여 네 가지 체액 즉, 혈액, 점액, 노란 담즙, 검은 담즙의 특징을 살펴 질병을 진단한 것이다. 따라서 건강한 상태를 유지하기 위해서는 이 체액들의 균형이 꼭 필요하고 체액이 불균형하면 질병이 생긴다고 여겼다.

치료방법으로는 전신적인 것과 국소적인 것이 있었고, 식이요법과 운동, 식사, 음주, 수면, 성생활의 절제 등으로 다양하게 처방되었으며 병을 앓는 동안에는 간소한 식사가 처방 되는 것이 보편적이었다.

히포크라테스(Hippocrates)는 BC 460년 무렵 코스 섬에서 태어나 BC 370년쯤 테살리아에서 사망한 실존 인물로 코스 섬의 의학선생이자 유랑의사였다고 알려져 있다. 그는 72권의 지시와 59편의 논문 등 방대한 양의 저술을 남겼다. 그의 저술들은 다른 여러 곳의 저자들의 작품을 포함하여 '히포크라테스 전집'으로 편찬되었는데 당시 그가 유명해지자 그의 이름을 도용하는 경우가 많았다. 따라서 어떤 저서가 히포크라테스의 저술인지 알기 힘든 경우가 생기기 시작했고 이러한 저서들 자체를 히포크라테스학파의 작품으로 보는 관습이 생겼다고 한다.

그의 전집은 해부학, 생리학, 병리학, 치료, 진단, 예후, 외과술, 산부인과, 정신질환, 윤리로 나뉘어 다루어졌으며, 히포크라테스 선서는 지금까지도 의학생들에게 가장 유명한 가르침이다(단, 이 선서가 진실로 히포크라테스의 가르침인지에 대해서는 지금까지도 여러 가지 설이 있다).

그리스의학은 히포크라테스라는 신화적 인물을 배출해내면서 그 정점에 이르는데, 이 시대의 의학은 알렉산더제국과 헬레니즘 문화의 확산에 기원이 되었으며 또한 현대의학의 큰 토대를 마련하였다.

5) 그 밖의 의학 분파들

히포크라테스 이후 여러 의학자들은 사상에 따라 여러 가지 분파로 나뉘어졌다. 서양 역사상 가장 영향력 있는 철학자 중 한 사람인 플라톤(Platon, BC 429~347년)은 소크라테스의 제자이면서 아리스토텔레스의 스승이었다. 객관적 관념론의 사상을 가진 그는 주로 영혼과 물질의 본성에 관심이 있었기에 의학적인 관점에서 그의 사상은 논리적이긴 했지만, 직접적인 실험이 없어 신체에 대한 논의에 있어 많은 오류를 범하였다. 그러나 이상국가라면 시민에게 건강을 제공하고 빈곤과 과잉인구를 막아야 한다는 그의 주장은 현대까지도 지지를 받고 있다.

플라톤의 제자인 아리스토텔레스(Aristoteles, BC 384~322년)는 후대의 의학, 특히 아랍의학에 심대한 영향을 미쳤다. 그의 저술은 논리학, 형이상학, 심리학, 정치학, 동물학, 시학, 연극 등 다양한 분야를 다루고 있어 그의 방대한 지식을 알 수 있게 한다. 아리스토텔레스의 방법론은 인간과 동물에 대한 섬세한 관찰을 기본으로 하였는데 특히 그는 태생학에서 원초돌기

(태아의 첫 번째 징후), 심장과 대혈관들의 초기발생, 동맥과 정맥의 차이 등을 기술해놓아 비교해부학의 창시자라는 말을 듣기도 하였다. 그러나 그 또한 체액설이 타당하다고 믿고, 정신은 심장에 자리 잡고 있다고 주장하는 등의 시대적 한계를 보였다.

아리스토텔레스의 제자 중 가장 뛰어났던 테오프라스토스(Theophrastos, BC 370~285년)는 실험적인 연구를 계속하여 실신, 현기증, 발한과 같은 다양한 증상의 설명에 자신의 생각을 덧붙였다. 500가지 이상의 식물을 형태, 생물학적 특징, 의학적인 용도를 포함하여 기술한 그의 연구는 식물학에 관한 가장 중요한 연구로 꼽힌다.

BC 3세기 이후로 플라톤의 가르침을 따랐던 의사들을 독단론자(Dogmatist)라고 부르는데 위에서 언급한 아리스토텔레스, 테오프라스토스 이외에도 프락사고라스, 디오클레스 등이 있다.

BC 3세기 무렵에는 회의론의 영향으로 경험주의자(Empiricist) 의사들이 등장하는데 질병의 원인보다는 치료의 효과를 중요히 여겨 환자의 증상에 대한 경험만이 정확한 예후와 그에 맞는 치료법을 알 수 있다고 믿었다. 필리노스(Philinos)나 헤라클리데스(Heraclides) 등이 대표적인 인물이다.

BC 50년 무렵에는 아스클레피아데스의 제자인 테미슨(Themison)이 새로운 의학체계인 방법주의(Methodism)를 생각해냈는데, 이는 그리스의학에서 오랜 시간 꾸준히 지지를 받았던 4체액설의 폐기를 주장한 것이었다. 방법주의자들에게 질병은 '구멍(pore)'들의 축소와 확장 때문에 생기는 것으로, 구멍이 축소되는 경우 식사량을 줄이고 온욕, 습포, 가습, 사혈, 발한을 촉진하는 약물을 처방하고, 구멍이 확대되는 경우에는 반대로 식사량을 늘리고 냉수욕과 변비를 일으키는 약물을 처방하기도 했다.

그리고 아테나에우스(Athenaeus, BC 120~180년)가 주장한 '영기론(靈氣論)'은 호흡을 통해 몸에 들어온 '영기'가 심장과 혈관을 거쳐 전신으로 퍼져 생명 현상을 주재한다는 이론으로 질병이 생기는 이유는 영기와 체내의 열 및 습기 사이에서 일어나는 복잡한 관계 때문이라고 주장하였다. 그 밖에도 영기론에서 파생한 절충주의자(Electics)들이 있었는데 그들은 하나의 이론이나 체계에 의지하지 않고, 환자를 치료할 때마다 그 상황에 따라 적절한 이론을 선택하였다. 아르키게네스(Archigenes, BC 100년 무렵)는 대표적인 절충주의자로서 약물학뿐만 아니라 외과술에도 뛰어났다고 알려져 있으며, 후에 갈레노스 같은 유명한 의학자도 스스로를 절충주의자로 보았다.

이처럼 BC 4세기 무렵부터 발생한 다양한 의학 분파들은 기독교시대까지 매우 큰 영향을 미쳤다. 특히 알렉산드로스 대왕에 의해 세워졌던 알렉산드리아의 연구센터(대도서관)는 의학 사상과 의술을 발전시키는 데 가장 큰 공헌을 하였다. 각 의학 분파들의 창시자들은 모두 알렉산드리아에서 공부를 했고 지배자들은 알렉산드리아에 아낌없는 지원을 했다.

알렉산드리아에 있던 뛰어난 의학자로 크게 두 사람을 뽑을 수 있는데 첫 번째로 독단론자인 프락사고라스의 제자로 알려진 헤로필로스(Herophilos, BC 280년 무렵)이다. 그는 알렉산드리아의 지원으로 생체해부와 실험을 하였고 그 결과, 뇌를 신경계의 지휘부로 인식하고 뇌가 지성의 중심지라 주장하며 아리스토텔레스를 반박하였다. 그는 지각 신경과 운동 신경을 구분하고 정맥과 동맥의 차이를 구별하기도 했으며, 그 밖에도 인체구조에 대한 수많은 기술과 연구결과를 남겨 인체해부학에 커다란 영향을 미쳤다.

또한 의학자 에라시스트라토스(Erasistratos, BC 250년 무렵)는 헤로필로스가 주장한 체액 병리학으로부터 벗어나 원자가 신체 구조의 근본이라는 주장을 하였다. 그는 최초의 실험 생리학자로서 뇌와 신경을 연구했고, 처방에 있어서도 식이요법, 순한 약물, 목욕과 같은 적절한 방법을 치료에 이용해 성과를 거두었다.

따라서 이러한 여러 의학 분파들과 알렉산드리아를 중심으로 한 논쟁과 실험들은 그리스 의학 발전에 커다란 영향을 주고, 많은 공헌을 했다고 볼 수 있다.

히포크라테스 선서

나는 의사인 아폴론을 두고, 아스클레피오스를 두고, 히게이야를 두고, 파나케이아를 두고, 그리고 모든 남신과 여신을 두고, 그들로 나의 증인을 삼으면서 내 능력과 판단에 따라 이 선서와 이 계약을 이행할 것을 맹세합니다.

이 기술을 나에게 가르쳐 준 사람을 나 자신의 부모처럼 섬기고 나의 생계에서 그를 짝으로 삼으며 그가 재정적으로 궁핍할 때는 내 것을 그와 나누며 그의 가족들을 나 자신의 형제로 간주하고 또 그들이 그것을 배우기를 원하면 보수나 계약 없이 그들에게 이 기술을 가르치며, 나 자신의 아들과 내 스승의 아들과 의사의 규범을 선서한 학생들에게만 교범과 구두 지시와 다른 모든 가르침을 전하고 그 밖의 다른 누구에게도 전하지 않을 것입니다.

나는 내 능력과 판단에 따라 환자를 돕기 위해 처방을 사용하지 상해와 가해할 의도로는 사용하지 않을 것입니다. 또 나는 그렇게 하도록 요청받을 때라도 누구에게든 독약을 투약하지 않을 것이고, 그 같은 수단을 제안하지도 않을 것입니다. 마찬가지로 나는 어떤 여인에게도 낙태를 일으킬 좌제(坐劑)를 주지 않을 것입니다. 그 대신 나는 내 생애와 내 기술로 모두를 순수하고 경건하게 지킬 것입니다.

나는 결석으로 고통 받는 자에게, 칼을 대지 않을 것이고 대신 그 분야의 기능인에게 양보할 것입니다. 어떤 집에 들어가든지 나는 환자를 돕기 위해 들어갈 것이고, 모든 고의적인 비행과 피해를, 특히 노예이든 자유민이든 남자나 여자의 신체를 능욕하는 것을 삼갈 것입니다.

그리고 내 직업을 수행하는 동안이나 직업 수행 외에 사람들과 교제하는 동안 내가 보거나 듣는 것이 무엇이건 간에 그것이 널리 퍼져서는 안 되는 것이라면, 그 같은 것들을 거룩한 비밀로 준수하면서 결코 누설하지 않을 것입니다.

이제 내가 이 선서를 지켜 나가고 그것을 깨트리지 않으면 내 삶과 내 기술로 모든 사람 사이에서 영원히 명성을 얻게 되고, 만일 내가 그것을 어기고 맹세를 저버린다면 그 반대가 나에게 닥칠지어다.

> ⊙ 이 선서는 히포크라테스의 이름과 함께 가장 많이 알려져 있는 기록이다. 선서의 가장 중요한 내용은, 의사는 순결과 거룩함으로 직무를 행할 것을 맹세해야 한다는 부분이다. 이 사상이 가장 이상적인 의사의 기본신념이어야 한다고 여겼기에 그 후로 오랫동안, 그리고 지금까지도 여러 나라에서 의사의 대표적인 서약으로 불리고 있다.

(2) 로마의학

알렉산드리아에서 파생된 다양한 의학 분파들은, 그리스의 의사들에 의해 로마에 영향을 미치고 또 다른 모습으로 발전하게 만든다.

기존의 로마의학은 종교적인 치유술이 주로 지배하고 있었는데 동물의 내장으로 점을 치거나, 전염병을 막기 위해 신들에게 비는 행위(역병을 막기 위한 주술행위는 중세까지도 계속됨) 등이 그러한 예들이다. 로마인들은 건강은 스스로 관리해야 한다고 생각하였고, 손으로 하는 일을 혐오하여 그리스인 자체도 좋아하지 않았지만, 특히 의사란 직업을 가지고 있는 그리스인을 교양 없는 사람이라고 여겼다.

그러나 로마가 정치적으로 그리스를 점점 더 압박하는 동안, 문화적으로는 그리스적인 것이 로마를 지배하게 되었다. 그리스어는 부유하고 교육받은 로마 상류층들의 언어였고, 그들의 자녀는 그리스 가정교사에게 교육을 받았으며, 문학도 그리스의 영향을 받았다. 특히 의학 분야에서는 방법론과 시술 등이 그리스적으로 발전하면서 종교적인 치유술과 미신적 치료에서 합리적인 치료로 조금씩 자리 잡게 되었다.

로마에서 활발히 활동한 최초의 그리스 의사는 스파르타의 아르카가토스(Archagathos, BC 219년)였는데 그는 뛰어난 실력으로 외국인으로는 처음으로 로마 시민권을 얻었다. 그러나 나중에는 사람들의 지나친 기대를 만족시키지 못하고 자신의 재능을 너무 부풀렸다는 평가를 받아 격하되었다.

BC 1세기 무렵에 활동한 아스클레피아데스(Asclepiades, BC 120~170년 무렵)는 의술을 추구함에 있어 합리주의에 한걸음 더 나아갔다. 그는 식이요법, 운동, 마사지, 찜질, 관장, 음악과 같은 치료법을 사용하였는데 그의 시술 중에 성공 사례로 알려진 것은 호흡곤란 환자에게 기관을 절개한 시술이었다. 그리고 이러한 그의 영향으로 그리스 출신 의사의 지위와 대우가 개선되었다.

로마의 의사는 대부분이 해방노예와 노예였다. 간혹 다른 민족 출신도 있었지만 그리스 출신의 의사가 상당수를 차지하고 있었다. 또한 정식 의사가 아닌 치료사도 의술에 종사했는데 이발소나 목욕탕, 극장과 같은 장소에서 치료가 많이 이루어졌다.

로마의 군대에서는 규모에 따라 일정한 수의 의사가 있긴 했으나 이들은 의술에 대해 다른 이들보다 많은 경험을 쌓은 일반병사였고 역시 외국인이 더 많았다.

알렉산드리아와 로마의학에 대한 지식과 정보의 대부분은 두 백과사전 편찬자인 켈수스와 플리니우스의 저술을 기본으로 한다.

켈수스(Cornelius Celsus, BC 14~37년)는 의학을 포함한 방대한 지식과 정보를 모으려했던 귀족 출신의 시민이었다. 그의 저서는 여덟 권으로 편찬된 '의술에 관하여(De Medicina)'와 다른 주제에 관한 단편들만이 전해지고 있는데, 특히 '의술에 관하여'는 의학의 역사와 건강유지법, 신체 각 장기의 이상 등 매우 다양하고 넓은 주제를 저술하고 있다. 그는 아스클레피아데스의 영향을 받아 주로 운동과 식이요법을 강조한 치료를 주장하였는데 발적(發赤)과 열, 동통을 수반하는 부종은 그가 만든 표현으로, 오늘까지도 염증의 네 가지 증상으로 불리고 있다. 그는 스스로를 의사라고 생각하지는 않았지만 그의 의학적 묘사와 판단은 놀라울 정도로 뛰어나서 의사들이 배울 수 있는 지식과 정보가 많았으며, 그의 저서는 금속활자로 인쇄된 최초의 의학서이기도 하다.

플리니우스(Caius Plinius, BC 23~79년)도 역사, 물리, 생물, 화학, 지리학, 요리, 철학, 마술, 민속, 식물학, 의학 등의 방대한 양의 지식을 모은 편찬자였다. 그의 저서 '박물지(Historia Naturalis)'는 그가 오랫동안 모은 모든 지식이 담겨 있다. 그는 빛이 소리보다 빠르다는 것을 알았고 지구가 빠른 속도로 돌고 있는 것도 알았지만 실제의 사실과 크게 다른 견해들도 가지고 있었다.

그 밖에도 산과와 부인과에서 뛰어난 업적과 가르침을 남긴 소라누스(Soranus, 98~138년 활동)와 해부학적인 관찰로 몇몇 해부학적인 지식을 실제로 증명한 루푸스(Rufus, 110~180년 무렵)와 같은 사람들도 로마의 의학에 공헌을 하였다. 그러나 로마시대의 수많은 의학자들과 의사, 문헌에 가장 많은 영향을 미친 사람은 갈레노스라고 할 수 있다.

갈레노스(Galenos, 129~199년)는 페르가몬의 한 가문에서 태어났는데 페르가몬은 소아시아 로마 식민지의 중요한 문화 중심지로 그의 의학 연구에 바탕이 되었다. 여러 철학자 스승으로부터 다양한 가르침을 받았던 그는 다시 여러 지방을 여행하면서 해부학, 약초와 광물에 대한 지식, 여러 종류의 질병과 그에 따른 치료술과 의학사상을 접하였고, 특히 수많은 의사들이 모여서 연구하고 가르쳤던 알렉산드리아에서 발전해 나아갔다.

그는 검투사들의 주치의를 하면서 위생과 예방의 중요함을 깨닫기도 하고, 검투사들의 상처를 치료하면서 인간의 해부학적 구조, 뼈, 관절, 근육에 대해 면밀히 관찰할 수도 있었으며 골절이나 큰 상처에 대한 치료법을 발전시켰다.

그 후 갈레노스(Galenos, 129~199년)는 황제의 신임까지 얻으며 로마에서 가장 뛰어난 의사로 성공했는데 해부학, 생리학, 약리학, 병리학, 치료술, 위생, 식이요법, 철학 등의 엄청난 양의 지식을 그리스어로 저술한 저서를 남겼다. 그리고 한편으로는 자신의 의견과 반대되는 이론을 비난하거나 조롱하기도 했다.

그가 남긴 저서의 특징은 크게 세 가지로 볼 수 있다. 첫째는 모든 사물은 목적이 미리 내재되어있다는 목적론적 사상이다. "자연은 목적이 없는 일을 하지 않는다."고 말한 아리스토텔레스의 생각은 갈레노스의학에도 영향을 미쳤다. 그의 사상은 자연이 그 목적을 부여했다는 생각으로 장기의 기능을 억측하거나 왜곡하기도 하였다. 둘째는 고대 그리스시대의 체액이론을 더 심화시킨 것으로 점액, 혈액, 노란 담즙, 검은 담즙(4가지 기본적인 체액)이 건강과 질병을 좌우한다고 생각한 갈레노스는 체액에 따라 모든 인간을 점액질, 다혈질, 담즙질, 우울질 등의 4분류로 나누었는데 이 분류는 아직도 쓰이고 있다. 셋째는 해부학적 관찰에 대한 강조로 그는 해부와 해부학에 대한 연구가 의학지식의 가장 기본이라고 주장하였다. 그의 해부학은 인간보다는 동물의 해부로 연구한 경우가 많았으므로 종종 오류를 범하기도 했는데 그럼에도 불구하고 그의 관찰력이나 정확한 묘사는 놀라운 것이었다. 그는 정맥이 심장과 연결되어 있음을 발견했고, 정맥과 동맥을 구분하기도 했으며 신경이 중추신경계로부터 나온다는 것을 알았고 다른 신경의 기능들을 알아내기도 했다.

그는 굉장히 많은 양의 약물을 사용하였는데 수많은 약초를 수집하고 스스로 약전(藥典)을 만들어 독약을 만들기도 했으며 반대로 해독제도 만들어내는 등 약리학적으로도 많은 업적을 남겼다.

이러한 갈레노스의 의학 사상과 저서들은 서양의학의 역사 속에서 가장 오랫동안 지속적으로 영향을 주었는데 그의 사상은 유럽, 중동의 이슬람 세계까지 널리 퍼져 16세기까지는 그 누구도 갈레노스에 반대하거나 도전할 수 없었다.

그리스의학

① 아스클레피오스

아스클레피오스 신전은 BC 6세기경 에피다우로스 지방의 테실리라에서 기원한다. 아스클레피오스 신전에서 이용된 모든 치료법에 합리적인 근거가 있었던 것은 아니다. 어떤 것은 마술적이고 환상적이었다. 많은 종류의 질병이 치료되었지만 신전치료가 효과를 거둔 가장 중요한 요인은 믿음이었을 것이다. 의사들이 고치지 못했던 병이 실은 심인성인 경우가 있었으며 이에 대한 신전의 놀라운 치료 소식이 널리 퍼져 많은 환자들에게 희망을 주기도 하였을 것이다. 또한 음악이나 편안한 주변 환경이 긴장을 완화시켜 질병의 회복을 도왔던 것으로도 보여 진다. 이러한 예는 대체의학적 치료와 일맥상통한다고 볼 수 있겠다.

② 히포크라테스(Hipocrates, BC 460~370년 무렵)

BC 460년 무렵 코스 섬에서 태어나 BC 370년쯤 테살리아에서 사망한 것으로 알려진 실존 인물이다. 히포크라테스는 코스 섬의 의학 선생이자 유랑의사였고 다수의 의학책을 쓴 저자였다. 정확히 '히포크라테스 전집'의 어떤 부분을 그가 썼는지 확인하기는 어렵지만 문체나 내용, 그리고 다른 학파의사의 의술로 알려진 것 등으로 미루어 볼 때 상당한 부분을 그가 썼을 것으로 생각된다. 히포크라테스의 선서는 시대를 초월하여 지금까지도 의사들에게 큰 가르침을 주고 있으며, 히포크라테스라는 인물을 배출함으로써 그리스의학은 정점에 달한다.

③ 갈레노스(Galenos, 129~199년 무렵)

부와 명성을 떨쳤던 그리스 페르가몬의 한 가문에서 태어난 의사 갈레노스는 아마도 서양의학 역사상 가장 오랫동안 큰 영향을 미친 인물일 것이다. 갈레노스는 여러 철학자 스승으로부터 철학과 수학, 그리고 과학을 배웠는데, 스승들은 그에게 해부학의 중요함과 경험주의, 히포크라테스의 가르침 등을 강조하였다. 그는 기질설과 해부학, 약리학에 위대한 업적을 남겼으며 그의 저서들은 거의 15세기까지 유럽뿐만 아니라 이슬람 세계에도 크게 권위를 떨쳤다.

> ### ❍ 갈레노스의 기질설
>
> 갈레노스는 그리스시대부터 내려오는 체액이론을 더욱 발전시켰다. 4가지 기본적인 체액(점액, 혈액, 노란 담즙, 검은 담즙)이 건강과 질병을 관장한다고 생각한 갈레노스는 체액에 따라 모든 인간을 4부류로 나눔으로써 이론을 발전시켰다. 그가 사용한 점액질, 다혈질, 담즙질, 우울질이라는 용어는 현대에도 인간의 특징을 나타내고 분류하는 데 쓰이고 있다.

4 중세시대

중세시대(AD 500년~AD 1,500년)는 기독교적 세계관으로 인해 의학의 발전은 거의 없었던 암흑시대라고 할 수 있다. 그러나 다행스럽게도 이슬람 세계의 아랍 저자라 불린 기독교인, 페르시아인, 유대인들은 그들이 편찬한 저서들을 통해 의학을 포함한 약학과 화학 등 서양문명의 가르침을 훗날 유럽에 되돌려 주는 데 큰 역할을 하였다.

(1) 중세의학

로마제국의 멸망을 그 기원으로 정하는 중세시대는, 암흑시대라고 불릴 만큼 의학이나 예술, 문학 등에서 인간중심의 문화나 예술이 배제된 종교 중심의 시대였다.

이 시대의 많은 회화와 조각은 죄로 인해 고통 받는 몸과 속죄를 위해 고통을 받아야 하는 몸을 강조하고 있어 몸을 '영혼의 의복'으로 보았음을 알 수 있다.

초창기의 교회는 질병을 죄에 대한 벌이나 신의 분노로 여겨, 질병을 겪는 방법으로 무조건 참고 견디는 것을 권유했고 치유는 오직 신의 자비를 통해서만 가능하다는 믿음을 퍼뜨렸다. 특히 기독교적(기독교는 원래 로마 제국에 속했던 팔레스티나란 곳에서 믿었던 유대교의 작은 분파였으나 그리스도의 사후, 급속도로 규모가 커지고 발전했다)인 세계관이 퍼지면서 최후의 심판과 현세의 종말을 확신하는 사람들이 늘어갔고 세속적인 삶을 초월함에 따라 인체의 고통에 대해서도 큰 관심을 두지 않게 되었다. 그러나 시간이 흘러도 심판의 날은 다가오지 않았고, 교회만의 지배 질서가 중요해지자 죽음 후의 구원보다 교회의 정통성이 더 큰 화두가 되었다. 특히 신들에게 저주 받았다 하여 아픈 이들을 돌보지 않았던 다른 종교들과는 다르게 기독교회(돌보거나 치료하는 사람의 구원이 중시되기는 했지만)는 그리스도의 치유 기적을 강조하고 신의 자비가 병을 낫게 한다는 믿음으로 치료하는 자의 책임도 덜어 주었다.

성 베네딕트는 몬테카시노의 수도원에서 환자들의 간호를 장려하기도 하였으나 질병의 치유는 기도와 신의 은총으로 가능하다고 믿어 의학 연구를 금지시켰다. 이러한 사상과 함께 예수의 치유 기적에 대한 믿음은 5백 년 동안 대부분의 의학 연구를 멈추게 하였고 고대로부터 물려받은 의술, 그 중에서도 외과술이 사라지고 약물학은 실험적인 특성을 살리지 못하고 단순한 본초학으로 퇴보하게 되는 결과를 낳았다. 그러나 베네딕트회와 그 외의 다른 수도회들이 서유럽에서 영향력이 커짐에 따라 약초원과 서기를 갖춘 도서관과 요양원이 거의 모든 수도원에서 가장 중요한 부분이 되었다.

이 시대의 의학과 의술은 대부분 교회의 영향력 아래 있었기 때문에 의사는 중세 수도원 제도의 한 부분이 되었고, 많은 수도원들이 '의술 분과'를 두고 치료를 하였다. 그러나 그들이 의사로서 한 일은 기도, 안수, 액막이, 성화, 성유 그 밖에 초자연적이고 미신적인 물품을 사용하는 비과학적인 치료뿐이었다.

(2) 아랍의학

기독교회의 반헬레니즘적 경향으로 인해 그리스와 로마의 지식과 저서는 많이 소실되었는데 이슬람 세계는 이러한 서양 문명의 가르침을 보존하였다가 훗날 그 지식들을 유럽에 되돌려 주는 역할을 하였다.

따라서 상당수의 학자들은 의학에 대한 아랍인의 기여도가 보전과 정리에 있다고 주장하기도 한다. 그러나 그러한 주장은 이슬람 사상가들과 이들 국가에 머물던 기독교인, 페르시아인, 유대인들의 독창적이면서 꾸준했던 공헌을 인정하지 않는 것이다. '아랍 저자'라고 불린 이들의 저서는 대부분 아랍어로 쓰였는데, 아랍 저자들은 고대의 전통과 지식을 안전하게 보전하는 것 이상의 일을 해내었다. 그들은 약학과 화학을 과학으로 정착시키는 커다란 역할을 하였는데 거의 알려져 있지 않던 많은 약물을 약전에 기록했고 증류, 응결, 용해, 승화, 환원, 석회화 등의 여러 과정을 중요시해 추출과 조제술을 발전시켰다. 더불어 약을 조제하는 독립적인 전문직으로서의 약사 제도를 만들었으며 현재까지 쓰이는 화학용어[시럽(syrup), 줄렙(julep, 물약), 알칼리(alkali), 알코올(alcohol), 증류(alembic) 등]가 아랍어에서 기원하는 것을 볼 때, 근대화학을 발전시키는 데 아랍 저자들의 역할이 얼마나 컸는지를 충분히 짐작할 수 있다.

이슬람교는 사후세계를 믿었기 때문에 인체해부는 금지되었다. 아랍 의사들은 해부학에 관한 지식을 갈레노스 같은 서양의학자들의 지식을 참고할 수밖에 없었고, 치료법 역시 그리스, 로마인과 같은 방법을 사용했다. 환자의 행동, 분비물, 체취, 부기, 통증의 성격, 통증의 위치와 맥박, 소변 등을 주로 살폈으며 점성술이 쓰이기도 했다.

아랍 의술의 주목할 만한 치료법으로는 마취를 들 수 있다. 마약(최면약이 쓰이기도 함)을 적신 스펀지를 입과 코에 대어 마취를 하는 기술은 훗날 서양에까지 알려지기도 했다.

또한 아랍 의술은 수많은 종류의 약을 광범위하게 이용했는데 디오스코리데스의 '약전(De Materia Medica)'에는 자세히 연구된 식물과 동물, 광물까지 포함된 새로운 약들이 추가되었다.

이슬람 사회에서 의사는 전문적인 기관에서 훈련을 하고 스승으로부터도 인증을 받아야 했다. 처음에는 정식으로 공부하지 않은 의사들도 자유롭게 의술을 펼칠 수 있었지만, 10세기 초반부터는 의사란 직업을 가지려면 반드시 시험을 통과해야 했다. 이슬람 사회에서 의사는 모두 남자였지만 여성이 산파를 하는 것은 승인되었는데, 남성이 여성의 성기를 다루는 것은 이슬람의 금기였기 때문이다.

이슬람의 유명한 의사들로는 알-라지, 이븐-시나, 울-압바스, 아불 카심, 벤 마이몬 등이 있다.

페르시아인 의사인 알-라지(850~923년)는 인정이 많아 가난한 사람도 차별 없이 치료해 주었고 현실과 과거의 가르침이 맞지 않을 때는 의사로서 자신의 관찰과 판단을 믿었다. 연금술, 해부학, 생리학 등의 다양한 주제에 따른 237권 가량의 그의 저술은 대부분 소실되었지만 그리스의학의 상당 부분을 아랍 세계에 전파했고, 알-라지의 저서 '중용의 자유(Al-Hawi)'는 그 시대의 내과와 외과의 지식을 모아놓은 것으로 가장 훌륭한 저서로 꼽힌다. 그는 갈레노스의 4체액설을 믿었고 사혈법을 시행하고 약 처방에 보석을 이용하기도 했지만, 수두와 홍역에 대한 정확한 기술을 남겼고 적절한 식이요법을 중시했으며 간결하고 단순한 처방으로 치료에 대한 실용적인 접근을 했다.

이븐-시나(980~1037년)는 이슬람 세계와 기독교 세계 양쪽에서 갈레노스와 견줄만한 위치를 차지한다. 그는 아리스토텔레스와 네스토리우스 교도의 영향을 받았고 시, 문법, 기하학, 천문학, 해부학, 생리학, 외과술 등 많은 분야에 관심을 가졌다. 그의 나이 스물한 살 때는 과학백과사전을 편찬하기도 했는데 서적과 주해에 대한 관심은 계속 이어져 그 이후 100여 권의 책을 내었다. 그 중에서 '의학 정전(Al Qanun)'은 수많은 의학자, 번역가, 의학생, 의사들이 몇 백 년 동안 참고한 가장 유명한 저서이기도 하다.

울-압바스(994년 사망)는 10세기 후반에 히포크라테스, 갈레노스, 오리바시우스, 파울로스 아이기네테스, 알-라지의 저서들에 대해 쉽게 풀어놓은 책을 펴냈다. 그의 책은 '의학 정전'이 나오기 전까지 아랍의 의학 교과서로 사용되었고, 그의 외과술에 대한 저술은 서양 세계로 기독교 번역자들에 의해 알려지기도 했다.

아불 카심(936~1013년)이 쓴 의학백과사전 '필휴서(al-Tasrif)'에는 '외과편' 3권이 포함되어 있는데 체계적으로 잘 쓴 외과 교과서로, 외과술을 가치있는 기술로 인정하고 해부학을 강조하고 있다. 그의 의학적 견해는 외과술과 해부학을 천하게 여기고 중요시 하지 않은 아랍의학의 사상과 정반대의 것이어서 주목된다.

벤 마이몬(1135~1204년)은 4체액설과 일반적인 아랍의학을 수용하기는 하였으나 이성적이고 실제적인 치료법에 많은 관심을 두었다. 그의 저서에는 식이요법, 위생, 응급처치, 독약, 그리고 일반적인 의학적 주제 등에 대한 그의 지혜로운 생각들이 나타나 있으며 이븐-시나의 '의학 정전'을 헤브라이어로 번역하기도 하였고 '교훈서(히포크라테스와 갈레노스의 경구와 술탄에게 보낸 편지 등)'라는 아랍어 모음집을 펴내기도 했다.

이처럼 서양 세계와 기독교 세계의 의학을 전수받고 참고했던 이슬람 세계였지만, 유독 독보적인 분야가 있었는데 그것은 병원 시스템이었다. 서양도 기독교 병원이 있었지만 그 숫자가 적고 체계적이지 못했으나, 이슬람 세계의 병원은 입원실과 대규모 도서관을 갖추고 병에 따라 병동이 나뉘어져 있었으며 회복기 환자를 위한 장소도 따로 있었다. 위생과 시설, 투약의 조치도 좋았으며 아픈 시기 동안은 생계비까지 지원되는 병원도 존재해 지금의 병원과 비교해도 크게 뒤지지 않음을 알 수 있다.

(3) 중세후기의학

중세후기(AD 1000~1400년)는 심한 기근과 영양실조, 전염병의 유행 등으로 인해 사회적으로 불안과 공포가 만연해있었다. 정부나 교회에 대한 믿음이 없어지자 많은 사람들이 절망과 두려움으로 돌팔이 의사나 점성술과 같은 비합리적인 것에 자신을 맡겼다. 병을 치료한다고 믿는 성자는 인기가 많고 숭배되었으며 사람들은 집단적 공포나 광기, 히스테리를 일으키기도 했다.

대학에서 교육받은 정식 의사는 상류 계급만을 위한 의사였다. 일반 의사들은 성직자로, 독신생활을 하는 경우가 많았고 아랍의학에 영향을 받아 제대로 된 의학을 배우고 공부한 유대인 의사들이 왕과 교황의 부름을 더 많이 받게 되었다. 따라서 일반 대중들은 이발사나 발치꾼, 민속요법사에게 치료를 받는 경우가 더 많았는데 민속요법사들은 주로 간단한 조제약과 마법에 의존을 하였기 때문에 치료가 필요한 사람들 중에는 약물 조제를 원하는 경우도 있었지만 점성술 상담과 연금술에 대해 문의하기도 했다.

외과 의사는 손과 기술을 쓴다는 점에서 여전히 경멸당하는 경우가 많았다. 이들은 일반적인 의사, 약사, 화가와 같은 길드(자신의 이익을 보호하거나 증진시키기 위한 동업자 조직, 여기서는 분말을 이용하는 길드로 의사, 약사, 화가가 묶임)로 묶이지 못하고 도구를 쓰는 이발사와 같은 길드로 묶였다.

이 시대 가장 중요한 배경으로 주목할 것은, 성지를 탈환하여 기독교 세계의 지배를 꿈꿨던 십자군 원정이다. 십자군 원정은 동방의학의 약물과 조제약, 시럽 등을 유럽에 전해주었으나 여러 가지 전염성 질병도 가지고 오게 된다. 나병, 발진 티푸스, 천연두, 그 밖의 많은 병들이 십자군의 귀환과 함께 유럽으로 들어와 유럽 전체를 공포에 휩싸이게 하였는데, 그 중 수많은 이들을 죽음으로 몰고 간 전염병은 페스트 즉, 흑사병이었다.

흑사병은 일 년 동안 유럽 전체 인구의 1/4을 감염시켰고 마르세유 같은 도시에서는 전체 주민의 4/5가 한 달 안에 흑사병에 걸린 것으로 알려진다. 또한 1485년에는 심한 발한이 특징인 새 전염병이 영국에 나타났다. '영국인의 땀'이라 붙여진 이 병은 걸리면 며칠 안으로 생명을 잃었고, 노인과 어린아이가 아닌 젊고 건장한 청년들이 주 대상이었으며 북유럽에서도 나타나 전염되었다가 어느 날 갑자기 사라졌다.

위와 같은 사회적 배경은, 중세후기의 의학이 의사의 훈련, 조직의 제도화, 전염병에 대한 개념과 공중보건 정책의 수립, 완치하기 힘든 환자나 노인, 부랑자들을 위한 기관 설치 등으로 발전해 나아가게 되는 결정적인 역할을 하였다. 그러나 그럼에도 불구하고 외과술과 같은 적극적인 치료는 잘 사용되지 않았고 식이요법에 많이 의존하는 등 그 한계를 벗어나지 못했다고 볼 수 있다.

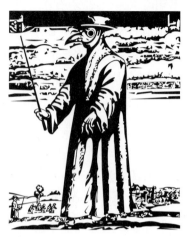

중세시대

① 십자군 원정과 흑사병

십자군 원정은 귀환과 함께 많은 전염성 질환이 유럽에 들어오게 만드는 결과를 낳았다. 발진 티푸스, 천연두 그리고 그 밖의 많은 전염병들이 들어왔지만, 유럽인을 가장 공포에 떨게 했던 전염병은 페스트, 즉 흑사병이었다. 흑사병은 고대부터 가끔씩 서유럽 사회에 알려져 있기는 하였지만 14세기 중반에 다시 등장하여 빠른 속도로 광범위하게 퍼져나갔다. 1347년 흑사병은 인도와 서남 러시아를 가로질러 유행하였다.

크리미아 남동부의 카파 시(현재는 페오도시아)는 타타르인의 침략을 받았는데 이들이 흑사병으로 쓰러져 나가자 마치 도시가 승리하는 것처럼 보였다. 그러나 퇴각하던 타타르인이 흑사병으

흑사병의 만연으로 의사들은 호흡기를 막은 모습으로 다녔다.

로 죽은 군인들의 시체를 성 안으로 쏘아 보냈다(타타르인들은 전염의 의미를 알고 그 효과를 노렸을 것이다).

기독교인 군인들은 우선은 승리를 거두었으나 고향으로 돌아가던 도중 바다에서 거의 모두 죽고 말았다. 살아남아 이탈리아에 도착한 이들은 흑사병을 순식간에 전 유럽에 퍼뜨렸고(그린란드까지도 전염되었다고 전해진다) 일 년 동안 유럽 전체 인구의 1/4을 감염시켰다.

② 의학 대학의 발전

수도원이나 부설학교가 아닌 의학 대학교가 출범하면서 의학 교육에 새로운 체계가 생기기 시작하였다. 살레르노 의학교와 몽펠리에 대학은 의학 교육의 발전에 크게 이바지 하였으며 프랑스, 영국, 독일, 벨기에, 스칸디나비아까지도 대학을 세워 의학을 배울 수 있게 되었다. 그러나 이 시기 의과 대학은 외과보다는 내과를 더 중요시하였고, 자연과학보다는 기독교 철학을 더 중시하는 한계를 가졌다.

③ 아랍 의술의 특징

아랍 의술의 특징은 온갖 종류의 약을 광범위하게 사용한 것이다. 그리스의 약학자 디오스코리데스(BC 1세기)의 약전(De Materia Medica)이 상세히 연구되었으며, 식물과 동물의 성분뿐 아니라 광물까지 포함하는 새로운 약물들이 두툼한 아랍의 약전에 보태어졌다. 또한 용연향, 정향, 몰약, 센나가 소개되었고 시럽, 줄렙, 불로장생약과 그 밖의 조제약들이 기록되었는데 이 가운데 일부는 인도나 중국에서 기원한 것이었다.

5 유럽의 르네상스

14세기 중엽에는 르네상스(AD 1,400~1,500년)라고 하는 근대 유럽 문화의 기반이 되는 문화운동이 시작된다. 르네상스는 학문이나 예술의 '부활'이나 '재생'의 의미를 지니는데 그 이유는 혁명의 목적이 고대 로마와 그리스 문화의 부흥이나 회귀였기 때문이다.

르네상스의 사상을 가장 잘 표현하고 있는 단어는 '인본주의'이다. 인본주의는 모든 각 분야에서 인간의 잠재력을 최대한 발전시켜야 한다고 주장하는 사상이다. 단순한 학문의 부흥에 그치지 않은 이성적이고 창조적이며 실험적인 르네상스 운동은 오랜 권위주의에 도전하고 인습적인 터부와 종교적인 금기들을 깨뜨리며 눈부신 발전으로 이어졌다. 또한 인쇄술의 발달은 여러 가지 지식을 멀리까지 알리는데 큰 역할을 하였고, 르네상스 운동의 범위 또한 문화나 예술뿐만 아니라, 정치, 과학, 건축, 의학 등 매우 다양하게 이루어져 르네상스의 영향이 미치지 않은 곳이 없을 정도였다.

당시 서구 유럽은 의학 발달의 중심지가 되는데 이탈리아, 독일, 프랑스, 영국에서 의학교가 설립되어 인체와 질병에 대한 체계적이고 과학적인 탐구를 시작하는 등 의술의 발달과 정착에 기여한다. 의학은 철학과 함께 다시 학문의 중심이 되었고 당시 유명한 인문주의자들은 모두 의사였으며 인체는 우주의 중심이라 여겨졌다.

르네상스시대 의학사상에 영향을 준 초기의 인문주의자들은 북부 이탈리아의 대학과 관련된 사람이 많았다. 북부 이탈리아의 학자들이 새로운 사상에 관용적이었고 여러 나라에서 모인 사람들로 인해 세계적이고 다양한 사상을 받아들이는 분위기가 형성되어 있었기 때문에 유럽의 인재들이 학업을 위해 이탈리아로 모여든 것이다.

이러한 인문주의자들 중 의학과 관련 있는 인물 몇몇을 꼽아보자면 레오니케노(Niccolo Leoniceno, 1428~1524년)는 히포크라테스의 잠언을 번역하고 갈레노스를 연구하며 페라라 대학에서 의학을 가르쳤고, 리네커(Thomas Linacre, 1460~1524년)는 헨리 7세와 8세의 의사를 연임하면서 위생, 치료술, 자연의 속성, 맥박, 기호학에 대한 갈레노스의 저서를 라틴어로 비판적이고 섬세하게 번역하였다. 파라켈수스(Paracelsus, 1493~1541년)는 화학적 치료에 관심이 많고 연금술이나 점성술, 그 밖의 다른 학문에도 열정적이었으나 그가 명성을 얻게 된 가장 큰 이유는 고전적이고 권위적인 것들을 비판하는 그의 태도가 독보적이었기 때문이라고 할 수 있다. 페르넬(Jean Fernel, 1497~1588년)은 대부분의 의학자들이 북부 이탈리아에서 교육을 받은 것과는 다르게 파리에서 공부한 인재로 '보편의학'이라는 저서를 펴냈다. '보편의학'에서는 의학의 연구 대상을 생리학(신체의 기능과 활동에 대한 연구), 병리학(질병의 형태나 기능에 대한 연구), 치료법의 세 가지로 분류해 놓았는데 이것은 현대의 시각으로 보아도 매우 의미 있고 훌륭한 분류이다. 또한 페르넬은 매독과 임질에 대한 연구도 깊이 파고들어 임질과 매독이 퍼지는 형태는 비슷하지만 전혀 다른 병이라는 사실을 처음으로 깨닫기도 했다.

이 시대의 외과술은 프랑스를 빼놓고 이야기 할 수 없는데 그 중심에 있는 인물이 바로 파레(Ambroise Pare, 1517~1590년)이다. 파레는 이발사로 시작했으나 나중에 파리에서 외상치료를 하다가 1537년 군에 입대하게 되면서 명성을 쌓기 시작했다. 그는 총상을 입은 병사들에게 테레핀유를 발라 상처를 씻고 치료를 해 더 빨리 아물게 하였고, 과거에 쓰던 소작인두법은 버리고 결찰술(밴드나 링 따위로 난관이나 정관, 동맥 등을 묶는 수술법)로 출혈을 멈추게 하는 방법을 다시 시도하였다. 그리하여 이발사로 시작했던 파레는 왕실 외과장까지 맡게 되고 1561년에는 수많은 외과적인 시술방법과 도구의 형태와 사용법 등을 저술한 '보편적 외과술'이라는 책을 펴내 외과술의 한 획을 그었다.

이 시대의 또 다른 특징으로는 예술과 의학의 밀접한 결합이다. 15세기 르네상스 화가들은 인체의 형태와 구조에 깊은 관심을 가졌고 해부학 연구가 젊은 예술가 지망생의 필수 과정처럼 여겨져 많은 예술가가 인체에 대한 사실적이고도 정확한 정보를 알려했다.

그 중에서 우리에게도 유명한 레오나르도 다빈치는 인체의 형상을 섬세하고 정확하게 표현하고 그려냈다. 그의 인체 묘사는 단순히 실용적인 관점으로 보기에는 그것을 넘어섰다고 할 수 있을 정도였다. 그는 예술가였지만 동시에 해부학 연구자로서의 공로도 커서 그의 과학적인 정확성은 외과 및 해부학 교수인 베살리우스보다 더 낫다는 평가를 받았고 예술적 가치 또한 굉장히 높았다.

베살리우스(Andreas Vesalius, 1514~1564년)의 저작인 '인체의 구조에 대하여(De humani corporis fabrica, 1543년)'는 인류 역사상 가장 위대한 책 중의 하나로 인체에 대한 완벽한 회화적 재현을 보여준다. 이 책을 통해 베살리우스는 장기의 다양한 부분을 함께 또는 따로 설명하면서 모든 구조의 연관관계도 다루었고, 인체의 구조가 사람마다 조금씩 다르다는 사실까지 파악하고 있었다. 이 작품의 도판을 그린 화가들이 누구인가에 대한 의문은 아직도 논의되고 있지만, 이 책이 해부학자와 화가의 만남이라 부를 수 있는 과학과 예술의 훌륭한 협동이라는 점은 분명한 사실이다.

해부학이 사실적이고 정확한 묘사로 발전한 것처럼 인쇄의 발달은 자연과학과 응용학문, 특히 식물학에도 영향을 주어 의미 있는 저작을 배출했다. 이 시대의 약물학은 약초와 식물에서 추출한 처방에 대부분 의존하고 있었기 때문에 기존의 추상적이고 단순화된 식물 드로잉에서 정확한 표현의 식물도감의 편찬 역시 매우 의미 있는 일이다.

그 중에서도 1542년 푹스(Leonhard Furchs, 1501~1566년)가 출판한 '식물지(De historia stirpium)'는 '인체의 구조에 대하여'의 정확성에 필적할만한 식물도감이라고 평가받으며 후대까지 많은 영향을 주었다.

Tips of story 6

르네상스시대

① 베살리우스(Andreas Vesalius, 1514~1564년)

신성로마제국 황제의 궁정과 오랜 교분이 있는 부르군디 가문에서 태어난 베살리우스는 파리 대학에서 의학 수련을 하던 중 프랑스와 신성로마제국의 전쟁으로 학업을 중단하였으나 그 뒤 북부 이탈리아의 파도바 대학에서 의학 수업을 마쳤다. 그는 그곳에서 학위를 받은 후 외과 및 해부학 교수가 된다.

베살리우스의 저작에 포함되어 있는 도판을 보면 인체에 대한 최초의 완벽한 회화적 재현이라는 것을 알 수 있는데 특히 그의 저서 '인체의 구조에 대하여(De humani corporis fabrica, 1543년)'에서 그러한 특징이 뛰어나게 나타나 인류 역사상 가장 위대한 책 중의 하나로 평가받고 있다. 그는 여러 편의 논문을 발표한 뒤, 1543년 28세의 나이에 '대작'을 출판하여 해부학뿐 아니라 일반 과학 교육 분야에서도 혁명을 일으켰다.

'인체의 구조에 대하여'에 수록되어 있는 도판은 글로 설명하기 힘든 부분들을 자세히 보충하고 있으며 본문 서술과 밀접히 관련된 해석으로 매우 정확하게 표현되어 있다.

② 레오나르도 다빈치(Leonardo da Vinchi, 1452~1519년)

레오나르도 다빈치는 인체의 형상을 표현한다는 실용적인 관점을 넘어서 해부학을 연구한 최초의 예술가로 해부학 역사에 뛰어난 업적을 남겼다. 그는 스스로 해부학 표본을 만들었고 750개가 넘는 골격, 근육, 신경, 혈관계 등을 그림으로 그려내었으며 생리학적인 설명까지 덧붙이기도 하였다.

그는 척추 만곡에 대해 정확히 설명했으며 자궁 내 태아의 위치도 명확하게 묘사하는 등 해부학적 구조를 최초로 인지하였지만, 그의 스케치와 그림들은 당시 소수의 지인들에게만 보였다가 20세기에 와서야 출판되어 알려지게 되었다.

6 근세에서 현대시대

근세에서 현대시대(17세기~19세기)는 현대의학이 꽃을 피울 수 있게 배경이 된 시기이다. '과학혁명의 시대'라는 이름이 붙여진 17세기는 과학사에서 볼 때 중요한 전환점이 된 시기였다.

18세기는 인간이 직면한 모든 역사적인 문제에 관해 이성적이고 과학적인 접근을 견지함으로써 중세적 도그마의 폭력으로부터 영원히 빠져 나오는 데 성공한 시대라고 볼 수 있다. 또한 19세기 초의 몇 십 년은 실질적으로 17, 18세기에 시작된 의학 발전의 연속에 머물러 있었지만, 미생물의 발견으로 질병의 개념, 치료방법 및 위생법이 근본적으로 바뀌게 되었다.

(1) 17세기

17세기는 '과학 혁명의 시대' 라고 불리는 만큼 과학의 역사에서 매우 중요한 전환점이 되는 시기이다. 이 시기의 과학은 '왜' 그런 일이 일어나는가를 묻지 않고, '어떻게' 일어나는가를 묻는 발상의 전환이 이루어졌으며 추측이 아닌 실험이 강조되었다. 기계론적인 해석이 많아지고 수학적이고 과학적인 용어가 사용되기 시작한 것이다.

이 시대에 등장한 '의화학'이라는 단어는 파라켈수스의 후계자들이 연금술, 의술, 화학을 하나로 모아 붙인 이름으로 근대 과학을 지배하게 된 기계론적 사고의 시작에 큰 영향을 미쳤다.

반 헬몬트(Jan Baptista van Helmont, 1577~1644년)도 파라켈수스의 영향을 받은 의화학자로 신체에 기생하는 실체로서 질병의 개념을 인간이라는 개체의 한 부분으로 정의하였는데, 이는 질병이 체액의 불균형으로 발생한다는 갈레노스의 이론과 반대되는 개념이다. 그는 정량화와 실험을 주장하고 소변과 물을 비교하여 무게를 재는 실험을 하였으며 '가스'라는 단어를 처음 제시하였는데 이것은 그리스어와 라틴어의 '혼돈(chaos)'에서 가져온 말이기도 하다. 또한 그는 실험을 통해 발효원(효소)이 생리적 현상의 기본 요소라고 생각하였는데 이는 현재 우리의 관점과 크게 다르지 않다고 할 수 있다.

의학 연구로 17세기에 가장 뛰어난 업적을 남긴 인물은 의사 하비(William Harvey, 1578~1657년)이다. 하비는 혈액 순환에 대한 현재의 의학이론에 많은 공헌을 한 의사로 폐쇄된 시스템 안에서 혈액이 끊임없이 순환한다는 순환이론을 증명하였다. 그는 런던에서 유명한 의사로 이름이 알려지며 왕실 의사가 되어 궁정 생활을 하면서 의학 연구에 몰두하였다. 그는 혈액

순환이론을 발견한 13년 뒤 '동물의 심장과 혈액의 운동에 관하여(Exercitatio Anatomica de Motu Cordis et Sanguinis in Animalibus)'라는 저서를 출판하였다. 그의 혈액순환이론은 형태학적인 예들에만 근거를 두는 한계를 보였지만 생리학과 해부학에 미친 영향은 대단히 컸다. 그러나 그에 비해 실질적인 의술에는 영향을 많이 미치지 않았는데, 그 이유는 17세기 당시 질병에 대한 이해 자체가 크게 발전하지 않았기 때문이다. 다만, 질병이 있는 쪽에서 사혈을 해야 하는지 없는 쪽에서 해야 하는지에 대한 오랜 논의를 불식시켰다. 하비의 이론은 끊임없이 논쟁을 불러 일으켰으나 그의 이론을 활용하여 17세기에는 약물의 정맥주사도 도입된다.

시든햄(Thomas Sydenham, 1624~1689년)은 영국의 히포크라테스로 불린 유명한 임상의학자였는데 이론보다는 진단기술과 경험이 중요하다고 생각했다. 질병이 개개인에 따라 다르게 나타난다고 가르쳤고, 그가 여러 질병들에 대해 남긴 저술들은 그 시대의 걸작이 되었다. 시든햄은 베이컨의 지지자로서 여러 가지 과학적인 관찰 결과를 모아 일반화시켰다. 그는 실험이라는 탐구방법을 인정하긴 했지만, 주로 자신의 감각을 이용하여 병에 대한 단서를 모아 원인을 추론하고 판단하는 것을 더 좋아했다. 질병은 공기의 깨끗한 정도, 음식물의 양과 특성, 운동, 휴식, 수면, 체액의 저장과 배설, 마음의 상태 등과 관련이 있다고 여겼다. 자신의 눈으로 환자들을 면밀히 관찰하고 나름의 판단을 내려 환자에게 실제로 무슨 도움을 줄 수 있는가에 대해 관심과 노력을 집중한 시든햄은, 17세기의 가장 훌륭한 임상가였다.

이 시기에 의사들이 주로 시술했던 치료법은 사혈, 하제, 식사 제한, 운동, 식물성·광물성·동물성 약제 등 과거와 별반 차이가 없었으나, 주목할 만한 약물이 새롭게 등장하게 되는데 바로 말라리아 치료에 획기적인 효과를 보인 약물, 즉 '키니네'이다.

페루에서 온 식물의 추출물인 '킨코나'는 말라리아에 놀라운 효과를 보였다. 말라리아는 킨코나의 등장 전까지는 증상이 좋아지는 데만 몇 달이 걸리는 만성질환이었으나 킨코나가 등장한 후로는 쉽고 빠르게 치료할 수 있게 되었다. 킨코나는 19세기 후반 '키니네'라는 이름으로 추출되어 현재까지도 유일한 말라리아 약으로 알려져 있다. 이 약물은 발열이 체액이 균형을 잃었을 때 나타나는 것이 아니라 각각의 열은 서로 다른 질병이라고 생각을 전환하는 데 큰 역할을 한다(현재는 발열이 다양한 질병들의 공통적인 증상이라는 개념이 보편적이다).

그 밖에도 원자론, 태생학, 분비선, 호흡생리학, 신경계, 통계학 등이 연구됐고, 체온계와 현미경 같은 의학 도구들도 발전했다. 그러나 의학 교육 측면에서는 커다란 진전이나 도약이 없었는데, 그 이유는 해부학 교육이 부적절했고 여전히 고대의 저작이나 이슬람 저자들의 의학 책에만 의존하는 경우가 많았기 때문이다. 또한 의학생의 기준도 나라마다 크게 달랐고 같은 나라 안에서 조차 그 기준이 달라 일관성이 없었다.

외과술도 많은 연구가 이루어졌으나 이전 시대와 비교해 볼 때 큰 변화는 없었다. 과학적 사고와 실험 방법 등이 발전하고 물리학, 화학, 해부학, 생리학 등의 여러 새로운 지식들이 연구되고 있었지만 외과시술이 그 발전에 보조를 맞추지 못한 것이다.

Tips of story 7

17세기

말라리아의 치료

말라리아는 17세기 유럽의 대부분을 잠식한 질병으로 '학질(ague)'이라고 불렸고, 18세기에 들어서야 현재의 이름인 말라리아(malaria, 나쁜 공기)로 통용되었다. 말라리아에 효과적인 치료제는 페루에서 들어와 유럽에서 킨코나라고 불린 식물의 추출물이었다. 당시 말라리아는 증상이 완화되는 데 몇 달이나 걸리는 만성질환이었지만 킨코나가 도입됨으로써 쉽게 고칠 수 있게 되었다. 19세기 초반에는 킨코나 나무에서 키니네가 분리, 정제되면서 현재까지도 유일한 항말라리아 약으로 남아 있다.

(2) 18세기

18세기는 종교적 권위로부터 벗어나 이성(理性)의 자율성(自律性)을 수립하려는 계몽운동이 일어난다. 형이상학보다는 상식, 경험, 과학을 중요시하고 권위주의보다는 개인의 자유를, 특권보다는 평등한 권리와 교육을 중요시했다. 계몽주의 운동은 정치, 사회, 철학, 과학 등의 여러 분야에서 광범위하고 다양하게 일어난 사회 진보적, 지적 사상운동으로 지금의 자본주의의 시작이라고 보기도 한다. 그리고 인간 자체의 가치를 중요시하는 계몽사상은 의학계에도 영향을 주게 된다.

이 시대의 의학이론에 크게 영향을 준 이론가로 천재 철학자 라이프니츠(Gottfried Whilhelm Leibnitz, 1646~1716년)가 있다. 신체를 지배하는 논리, 자연법칙, 생명력에 대한 그의 이론은 18세기 초 여러 의학 체계를 재생산했다. 그중에서도 가장 영향력이 컸던 것은 쉬탈(Georg Ernst Stahl, 1660~1734년)의 이론인데 그는 인체가 한낱 기계에 불과하다는 데카르트의 이론에 반대하며 그 대신에 '생기(anima)' 또는 감성적인 영혼을 가정하는 생기론을 주장했다.

식물분류학자로도 알려진 스웨덴의 의사 린네(Carl von Linne, 1707~1778년)는 동식물과 광물의 분류뿐 아니라 질병의 분류도 시도하였다. 그는 저서 '질병의 유형(Genera Morborum)'에서 사람들의 질병 증상이 매우 다양하고 각각 다른 것 같지만 자세히 관찰하면 반복되는 특징을 찾을 수 있고 그러한 공통된 특징에 따라 질병을 분류할 수 있다고 주장하였다. 린네의 이러한 분류는 오류가 많아 객관적으로는 가치가 없다고 볼 수 있지만 각각 특성을 갖는 실체로서의 질병 개념을 정립하는 데 이바지했다.

의학교육은 그 중심지로서 전성기를 누렸던 북부 이탈리아에서 알프스 이북이나 네덜란드 같은 다른 지역으로도 영향력이 퍼지게 되는데, 거기에 가장 큰 역할을 한 의학자로 라이든 대학의 부어하브(Hermann Boerhaave, 1668~1738년)를 빼놓을 수 없다. 부어하브는 네덜란드의 라이든 대학을 유럽의학의 중심지로 만드는 데 결정적인 역할을 한 카리스마적인 인물이었다. 그는 뛰어난 의학이론이나 굉장한 치료법을 발견한 사람은 아니었지만, 18세기의 대표적인 임상가로 관찰자와 교수로서의 실력은 누구도 따라오지 못했다. 그는 제자들에게 환자의 부검을 관찰할 때 병소(신체의 비정상적 변화)와 증상 간의 관계를 주의 깊게 기억하라고 가르쳤고, 어떠한 하나의 의학이론으로 질병을 이해하고 환자를 치료하려 하지 않았다. 그는 여러 가지 의학이론을 모두 받아들여 그것이 서로 대립되는 이론일지라도 절충하고 보완하는 노력을 하였다. 부어하브의 이러한 가르침과 관찰을 중시하고 절충하는 방법론은 수많은 제자들을 통해 여러 나라의 의학계에 영향을 미치게 되는데, 가장 주목할 만한 제자로 할러(Albrecht von Haller, 1708~1777년)가 있다.

스위스에서 태어난 할러는 라이든 대학에서 의학을 공부하고 독일의 괴팅겐 대학에서 교수를 하며 연구를 계속 했는데 그의 인문학적인 관심과 연구에 쏟은 정력은 굉장한 것이었다. 그는 시인이자 소설가로서도 유명했으며 그가 만든 식물원은 린네의 업적과 비등하였다. 할러는 해부학과 생리학 연구에도 두각을 나타냈는데 특히 신경섬유에 대한 관찰과 연구로 근육의 반응성(excitability)과 신경계의 감수성(sensitivity)을 구별하고, 8권으로 된 저작 '인체생리학 요강(Elementa Physiologiae Corporis Humani)'을 펴낸 업적으로 생리학 사상의 창시자이자 거장이라 부른다.

호흡생리학도 이 시기에 매우 중요한 발전을 하였는데 공기의 구성성분에 대한 지식이 쌓이고 연구가 활발해지기 시작한다. 프랑스인 라부아지에(Antoine-Laurent Lavoisier, 1743~1794년)는 연소에 관여하는 공기 중의 물질에 '산소'라는 이름을 붙이고 호흡이 우리가 생체 내의 산화라고 부르는 과정에 꼭 필요한 요소라는 것을 정확히 이해했다. 연소에서 산소의 역할을 증명한 이 이론은 화학계에 혁명을 일으켰고 의학계에는 호흡의 원리를 이해하게 되는 데 기여하였다.

해부학에서는 병리해부학, 비교해부학, 발생학 위주로 연구가 지속되었는데 사후부검을 중심으로 하는 병리해부학이 도입된 것은 파도바대학의 해부학 교수였던 모르가니(Giovanni Battista Morgagni, 1682~1771년)의 연구에서였다. 그의 저서 '질병의 자리와 원인에 관한 연구(De Sedibus et Causis Morborum, 1761년)'에서는 그가 부검에서 관찰한 500가지의 증례에 대해 기록하고 있는데 각 증례의 증상과 사후 변화가 주의 깊게 묘사되어 있다. 이러한 그의 연구와 기록은 질병의 원인으로 주목했던 체액설을 뒤엎고 오늘날의 의학이론에 커다란 영향을 주게 된다.

이 시대의 외과의사로서 반드시 주목해야 할 사람은 존 헌터(John Hunter, 1728~1793년)이다. 그는 동맥류를 제거해 내는 시술로 몇 천 명의 사람들이 불필요한 사지절단술을 받아야 하는 고통에서 벗어나게 하였고 정확성과 과학성을 추구하여 실험외과학과 실험병리학, 비교해부학의 개척자가 되었다. 그리고 그의 이러한 노력은 외과학의 지위를 단순한 손재주에서 학문이라는 영역으로 격상시켜 인정받게 하고 외과의사의 사회적 지위를 높이는 데 큰 역할을 한다.

화학 분야의 발전과 놀라운 성과에 비해 치료술의 진전은 그다지 크게 눈에 띄는 성과를 내지는 못하였다. 다만 18세기에 도입된 치료법 중 디기탈리스(digitalis)와 우두접종은 매우 중요하다.

위더링(William Withering, 1741~1799년)은 그의 저서 '디기탈리스에 관한 고찰(Account of the Foxglove, 1785년)'에서 디기탈리스가 팔다리에 생기는 부종을 치료하는 데 효과가 뛰어남을 증명했다. 그는 디기탈리스가 심부전에 의한 부종에만 작용하는 것은 몰랐으나 그 약이 주로 심장에 작용하고 독성을 가지고 있으며 양을 조금씩 늘려야 한다는 사실을 발견했다. 이는 현재까지 이어지는 이론으로 디기탈리스는 심장기능부전(心臟機能不全)에 쓰이는 대표적 약물이 되었다.

제너(Edward Jenner, 1749~1823년) 역시 '천연두 접종의 근거와 효과에 관한 연구(An Inquiry into the Causes and Effects of Variolae Vaccine, 1798년)'에서 우두(牛痘, cowpox)와 인체 접종의 효과를 연구하고 증명하여 오늘날의 예방접종과 같은 방법으로 천연두와 같은 위험한 병을 해결하는 데 결정적인 역할을 하였다.

앞서 언급한 계몽주의 사상은 민중의 문제를 좀 더 그들의 입장에서 다루고 그들의 권리를 인정해야 한다는 인식의 전환을 가져 왔다. 이는 정신질환자를 대하는 태도와 치료 방법들도 변하는 계기를 마련했다. 이와 관련하여 훗날 정신의학에 영향을 주는 대표적 인물로 프랑스 의사 피넬(Philippe Pinel, 1745~1826년)이 있다. 그는 마치 짐승처럼 환자들을 족쇄로 구속해 놓았던 파리의 비세트르 요양원에 환자들을 인간적으로 대할 것을 호소하였고 마침내 그들의 족쇄를 풀어주었다. 생기론을 지지하였던 피넬은 사람들이 정신질환자들에 대해 가지고 있는 오랜 편견을 깨기 위해서 노력했으며 이를 위한 정확한 진료기록을 남겼다.

Tips of story ⑧

18세기

계몽주의

역사적으로 유럽의 18세기는 계몽주의 시대로 알려져 있다. 이 시대의 계몽사상은 스스로의 자유와 권리, 평등의 중요함을 깨닫게 해주었고 민중들에게 이성의 빛을 던져주었다.

신학이 죽음과 사후 세계에 관심을 갖는 데 대하여 계몽사상은 삶의 사상에 주목한다. 계몽사상은 '어떻게 살 것인가'라는 물음에 '어떻게 행복해질 것인가'라는 물음을 더해 현실의 행복을 추구하였고 또 이러한 사상의 흐름은 시민정신이라는 개념까지도 만들어내었다.

즉, 교회가 대표하는 오랜 전통 사상과 권위, 특권에 반대하여 인간의 이성을 존중하면서 인간의 합리적 사유의 자율이 필요하다고 외친 것이다. 그러므로 계몽주의자들은 이성의 계몽을 통해서만 인간생활의 진보·개선·행복의 증진이 가능하다고 믿었고 그에 따라 사회 전반에 걸쳐 새로운 질서를 건설하려는 운동이 시작된다. 그리고 개인의 가치를 찾으려는 계몽주의 사상의 영향으로 이 시기의 의학은 조금씩 달라지고 변화하게 된다.

(3) 19세기

19세기의 의학을 논하기 앞서, 유럽에서 시작하여 여러 나라의 역사를 바꾼 산업혁명을 빼놓고 이야기 할 수는 없다. 산업혁명은 수많은 공장들을 생기게 하고 생산력을 발전시켰으며 그에 따른 도시와 경제의 발전을 가져오게 되는데, 이에 따라 인구가 증가하고 계층과 계급을 만들어 냈다.

이는 전반적인 의료체계와 공중보건기구 등에 커다란 영향을 주었는데 작업의 능률을 위해 노동자의 건강이 중요해지기도 했지만, 도시로 인구가 몰리면서 콜레라나 황열병 같은 전염병에 대한 공포가 커져 질병의 효율적인 예방과 건강관리에 더욱 주목해야 했기 때문이었다. 사실 두창을 제외한 여러 가지 전염병에 대한 치료방법은 아직 없었지만 주거 환경과 위생에 대한 고민으로 질병을 예방하고자 하는 인식이 본격적으로 생기기 시작한 시기라고 할 수 있는 것이다.

또한 19세기를 거치며 물리학과 화학이 꾸준히 발달하여 점차적으로 의학의 연구에 더 많이 기여하게 되었고, 이 시기의 의학교수들은 특정 분야의 연구에만 집중하지 않고 해부학과 생리학, 병리학, 임상학 등 서로 연관된 분야로 연구를 이어나갔다.

이 시기 생리학에 영향을 준 영국 출신의 벨(Charles Bell, 1774~1842년)은 해부학자이면서 동시에 외과의사이기도 하다. 그는 저서 '인체의 신경계(The Nervous System of the Human Body)'에서 척수의 전근(前根)은 운동조절을 담당하는 신경으로 이루어져있고 후근(後根)은 감각 정보 즉, 지각을 담당한다는 것을 증명하였다. 오늘날 벨-마장디의 법칙으로 불리는 이 개념은 생리학과 해부학에 영향을 미쳤다.

독일의 생리학자 뮐러(Johannes Müller, 1801~1858년)는 베를린 대학의 해부학 및 생리학 교수로 생리학뿐 아니라 해부학, 병리학, 비교해부학, 발생학 등 여러 분야에서 다양한 연구를 하였다. 뮐러는 선(腺)이나 뼈·연골(軟骨)의 미세(微細)구조에 관한 연구나 뮐러관(管)의 발견, 음성·감각에 관한 연구, 종양(腫瘍)의 미세구조에 관한 현미경 연구 등을 통하여 다양한 업적을 남겼다. 그리고 저서 '인체생리학 대강(大綱)(Handbuch der Physiologie des Menschen)'과 '생리학의 영역(Elements of physiology)'을 펴냈으며, 이름을 떨친 유명한 제자들 또한 많이 배출하였다.

프랑스의 생리학자 베르나르(Claude Bernard, 1813~1878년)는 실험생리학의 창시자로 정교한 실험을 통해 많은 이론들을 입증했다. 그는 온혈동물의 체내에서는 내환경이 일정하게 유지되고 외부의 영향에도 생리적 조절기능을 통해 정상적으로 유지된다는 항상성의 원리 즉, 내환경설(內環境說)의 개념을 제시하였다. 그리고 간의 여러 가지 기능과 췌장액의 소화 작용, 췌장과 당뇨병과의 관계, 심장혈관운동 등 생리학적 사실에 관한 많은 연구 업적을 남겼고 저서 '실험의학 연구방법론 서설(Introductionà l'étude de la medécine expérimentale)'을 통해 실험연구의 방법에 대한 이론까지 확립하여 19세기 가장 뛰어난 생리학자로 명성을 떨쳤다.

이 시기 화학의 발달은 혈액검사와 요검사를 기본적인 의료체계로 만들고, 약리학이라는 분과의 발전도 가져오는데 독일의 뵐러(Friedrich Wöhler, 1800~1882년)가 요소를 합성한 연구는 굉장히 중요한 업적 중 하나이다. 요소는 생체 내에서만 만들어지는 유기물질로 알려져 있었으나 청산암모늄을 가열하여 합성을 하자 인위적으로 무기물질로부터 유기물질을 만들 수 있게 되었고 이로 인해 유기물과 무기물의 구분이 무의미해지는 획기적인 연구였다.

이처럼 생리학과 화학의 발전에 의해 약물을 순수한 형태로 정제하거나 분리하면서 약리학의 발달은 더욱 가속화되었는데 독일의 세르튀너(Sertüner)는 1806년 모르핀(morphine)을 정제해냈고, 프랑스인 펠레티에(Pelletier)와 카벤투(Caventou)는 1818년 스트리키닌(strychnine) 등을 분리해냈으며 로비케(Pierre Robiquet)는 아트로핀, 콜히친, 코카인 등의 알칼로이드(alkaloid) 계통의 약물을 분리해냈다.

그 후 약리학은 부흐하임(Rudolf Buchheim, 1820~1879년)과 그의 제자인 슈미드베르크(Oswald Schmiedberg, 1830~1920년)의 노력으로 하나의 독립적인 분야로 발전하기 시작하였고, 영국의 브라운(Alexander Crum Brown, 1838~1922년)과 프레이저(Thomas Frazer, 1841~1920)는 화학구조와 약리작용을 연관시키는 연구를 통해 치료제를 개발할 수 있는 토대를 마련하였다. 그리고 마침내 이러한 약리학의 발전은 독일에서 안티피린(antipyrine), 살리피린(salipyrine), 아스피린(aspirin) 등을 인공적으로 합성해 제조해내는 제약 산업이 본격적으로 시작하게 되는데 커다란 영향을 주게 된다.

19세기에는 약리학뿐만 아니라 세균학과 면역학이 시작된 시기이기도 하다. 다벤느(Casimir Davaine, 1812~1882년)와 라예르(Pierre Rayer, 1793~1867년)는 비탈저병(脾脫疽病)으로 죽은 동물의 혈액을 조사해 비탈저균을 발견하게 되고 박테리아(bacteria, 세균)가 질병을 일으킬 수 있다는 사실을 밝힌다.

이처럼 여러 가지 세균이 전염병과 밀접한 관계가 있다는 사실이 알려지기 시작하자 이러한 연구들은 점차 세균학이라는 학문으로 발전하게 되는데 여기에 가장 많은 영향을 끼친 사람이 파스퇴르(Louis Pasteur, 1822~1895년)이다. 많은 화학자들이 발효를 단순한 화학반응으로 여겼던 것과는 다르게 파스퇴르는 미생물의 작용에 의한 것임을 입증하였고, 발효나 부패하는 과정에서의 세균은 자연적으로 생기지 않고 공기 등에서 온 세균이 번식함으로써 생긴다는 사실을 증명하였다. 그는 포도주나 맥주 같은 술의 발효 원인, 비탈저병의 원인들이 모두 세균이라는 사실을 밝혀내고 비탈저병에 대한 예방백신을 개발하였다. 그리고 우유의 살균법도 발견하였으며 광견병의 백신까지 개발해냈는데 특히 광견병 예방접종의 원리는 디프테리아, 장티푸스, 콜레라에 각각 응용되어 놀라운 효과를 보여 예방접종의 새로운 문을 열게 하였다. 그는 연구뿐만 아니라 많은 후배 연구자들까지 배출하는 등 수많은 업적을 남겼다.

파스퇴르의 영향으로 세균학이 발전하게 되자 독일의 세균학자 코흐(Robert Koch, 1843~1910년)는 세균학의 연구방법을 확립하고 각각의 전염병에는 특정한 병원균이 존재하며 이 병원균은 서로 구별할 수 있다고 주장하였다. 그는 1882년에 결핵균을 발견하였고 이어서 콜레라균까지 발견하여 결핵의 치료약 연구에 힘쓰고 그 외의 다른 세균성 질병들도 연구하는 등 세균학의 발전에 지대한 공헌을 한다.

이러한 세균학의 발전은 수많은 질병들의 원인을 짧은 시간 안에 밝혀내는 쾌거를 가져왔고 그에 따라 질병의 치료와 예방의 지름길을 발견한 듯 보였다. 그러나 시간이 지날수록 세균이 질병 자체가 아니며, 질병의 원인을 세균에만 있다고 단정할 수 없다는 사실이 밝혀지면서 세균학에 집중하던 의학체계는 다시 조금씩 변화하게 된다. 세균학뿐만 아니라 면역학, 병리학 등이 주목받기 시작한 것이다.

러시아의 메치니코프(Elie Metchnikoff, 1845~1916년)는 면역학에서 중요한 업적을 남긴 의학자이다. 그는 백혈구가 감염성 질병의 공격에서 우리 몸을 보호해주는 신체 방어 과정에서 중요한 작용을 한다는 사실을 입증하고 독소와 그에 대항하는 항(抗)독소의 연구를 통해 면역학을 주장하였다. 그의 연구는 면역학 확립에 결정적인 역할을 하였을 뿐 아니라 면역과 거부반응의 연구로도 이어져 훗날 장기이식수술과 같은 분야의 발전에도 영향을 주었다.

뮐러의 제자인 비르효(Rudolf Virchow, 1821~1902년)는 당시 유럽에서 막대한 영향력을 떨친 병리학자였다. 그는 임상의학과 병리해부학, 생리학을 연관 지어 연구하였으며 "모든 세포는 세포에서 생긴다."는 명제 하에 치료의 대상을 세포로 정하였다. 그의 저서 '세포병리학(Cellular-Pathologie)'은 세포를 토대로 한 그의 병리학적 가치관이 잘 나타나 있다. 그의 연구는 세균설을 인정하지 않고 미생물을 경시하는 등의 의학적 한계를 보였으나 백혈병, 색전증, 병적 종양에 관한 연구 등을 통해 오늘날까지도 유용한 업적을 남겼다. 그리고 비르효는 전염병의 주범인 사회 환경과 의료체계의 개선을 주장하여 공중보건과 정치, 사회의 환경까지 바꾸려 힘썼기에 수많은 이들의 존경을 받은 의학자이기도 하다.

19세기 초반의 의학적 치료법은 18세기와 크게 다르지 않았다. 식이요법, 운동, 휴식, 목욕, 사혈, 수포 형성, 발한, 구토제, 하제, 관장, 훈증 등이 대표적 치료술이었고 식물성 약제나 광물성 약제가 많긴 했지만 생리학적이고 효과가 입증된 약제는 적었다.

그중 영향력 있던 치료술 체계는 독일의 하네만(Samuel Hahnemann, 1755~1843년)이 주장한 동종요법(同種療法)이었다. 그는 환자의 질병 상태와 비슷한 증상을 유발시키는 자연약품을 복용케 함으로써 자가 면역능력을 깨우쳐 스스로 그런 증상을 치유할 수 있다고 주장하였다. 동종요법은 미국의 여러 곳에 동종요법의학교들을 설립하게 만드는 등 크게 인기를 끌었으나 그후 생리학, 세균학, 약리학 등의 발달과 그에 따른 치료법의 발달로 영향력이 적어졌다.

그 외에도 프리스니츠(Vincenz Prissnitz, 1799~1851년)가 주축이 되어 처방한, 몸의 잉여 성분을 배출하는 물요법과 팔머(Daniel D Palmer, 1845~1913년)가 창설한 카이로프랙틱(척추지압요법) 등 여러 가지 치료법 등이 등장하지만 19세기 중반을 지나 마취술과 외과술이 발달함에 따라 이 시기의 치료법들은 새로운 전환을 맞이하게 된다.

다른 분야의 학문에 비해 느리게 발전하긴 했지만, 마취술과 외과술의 발달은 19세기의학과 의사들의 수술에 큰 변화를 가져온다. 외과술에서 가장 해결하기 어려웠던 문제들 즉, 통증을 다스리지 못하거나 수술 후 감염이 일어나는 증상이 마취술의 발전과 세균학의 발전으로 해결되기 시작한 것이다. 이전부터 마취나 진통용으로 쓰인 약물이나 가스 등은 존재했지만 충분한 시간적 여유를 주는 마취제와 체계적인 마취술이 나오기까지는 긴 시간이 필요했다. 그러나 그 결과가 미친 영향은 대단한 것이었다.

미국의 치과의사 웰즈(Horace Wells, 1815~1848년)는 1844년 아산화질소(웃음가스)를 이용해 발치를 하였다. 그는 아산화질소가 진통효과가 뛰어나다고 생각했으나 그 후 몇 번의 시도들이 계속 실패하여 그 효용성에 신뢰를 잃는다. 그러나 그의 동료 모턴(William Thomas Morton, 1819~1868년)은 계속해서 좋은 마취제를 찾기 위해 실험을 거듭하여 1846년 외과의사 워렌(John Collins Warren, 1778~1856년)의 환자에게 에테르(ether)를 이용한 무통수술에 성공한다. 그는 처음에 이 사실을 감추려 하였으나 이 획기적인 소식은 빠르게 퍼져 에테르의 사용은 곧 보편화 되었고 이 기술과 방법은 홈즈(Oliver Wendell Holmes, 1809~1894년)에 의해 '마취술(anesthesia)'이라 불리게 된다.

그리고 에든버러의 심프슨(James Young Simpson, 1811~1870년)은 분만시 진통을 덜어주기 위해 시간이 긴 새로운 마취약물을 찾다 클로로포름(chloroform)을 발견한다. 이러한 산과에서의 무통분만(無痛分晩)은 많은 종교인들의 반대와 비난에 직면하게 되는데 여성이 출산을 할 때 고통을 겪어야 한다는 성경의 가르침에 맞서는 일이라는 이유에서였다. 그러나 깊은 신앙심으로 사람들의 존경을 받던 빅토리아 여왕이 분만을 할 때 클로로포름을 사용하면서 반대하는 사람들은 적어졌고 무통분만에 대한 연구가 더 활발히 이어지기 시작했다. 클로로포름은 25년간이나 대중적인 마취제로 쓰였으나 부작용과 독성으로 인해 에테르가 더 안전하다는 사실이 입증되면서 더 이상 쓰이지 않게 되었다.

그 후로도 지속적으로 마취제와 마취술에 대한 연구와 개발은 계속되었다. 여러 가지 다른 마취제들도 도입되었고 정액 마취약들도 개발되었으며 마취기술이 발달하고 복잡해짐에 따라 일반 의사가 아닌, 전문적으로 훈련을 받은 간호사나 마취기사가 마취를 하게 된다.

마취술이 점점 발전하면서 환자들은 통증의 고통에서 벗어나고 의사들은 수술의 종류의 제한에서 벗어나게 되는데 특히 19세기 말에 이르면서 외과 의사들의 수술의 범위는 매우 다양해지고 그 기술도 탁월해진다.

이 시기 가장 유능한 외과의사로 일컬어지는 독일의 빌로스(Albert Christian Theodor Billroth,

1829~1894년)는 최초로 식도 절제수술에 성공했으며 위장수술 등도 집도하였다. 빌로스는 편견 없는 외과적 지식을 저서에 담아 '외과적 병리학 총론과 치료(Die Allgemeine Chirugische Pathologie und Therapie)'를 펴냈으며 뛰어난 제자들도 배출해 유럽의 곳곳에서 활약하게 하였다.

외과수술은 특히 복부 안의 장기와 관련된 수술이 많이 진행되었으며, 그에 비해 연구되지 않고 지식이 부족한 부위의 수술도 지속적으로 끊임없이 시도되고 개발되기 시작한다. 그리고 이러한 결과로 오랫동안 무시 받고 천대 받았던 외과의사의 기술이 인정과 신뢰를 받아 드디어 외과의사의 사회적 지위와 대우가 개선되기에 이른다.

그러나 이러한 수술의 발달은 곧 '수술 후 감염'이라는 무서운 적을 만나게 되는데 아무리 실력이 뛰어난 외과의사가 수술을 하더라도 환자들은 농양과 괴저로 인해 고통을 받는 경우가 많았으며 심지어 사망하는 경우도 있어 특히 감염은 공포의 대상이었다. 산과에서는 출산 후 세균감염으로 인한 산욕열(puerperal fever, 産褥熱)로 많은 산모가 죽거나 힘든 고통을 겪어야 했다. 이러한 현상을 분석하고 연구한 오스트리아의 의사 젬멜바이스(Ignaz Philipp Semmelweis, 1818~1865년)는 산욕열이 의사들의 오염된 손 때문에 발병된다는 사실을 밝혀냈는데, 그 당시 감염론의 이론이 뒷받침되지 않아 입증하기 어려웠기 때문에 그의 주장은 사람들에게 받아들여지지 않았다. 오히려 비난과 웃음거리만 얻게 된 그는 그것을 이겨내지 못하고 정신병원에서 쓸쓸한 죽음을 맞았다.

그 이후에도 스코틀랜드의 고든(Alexander Gordon)과 미국의사 웬들 홈즈(Oliver Wendell Holmes, 1809~1894년) 등이 손과 손톱에 대한 청결과 소독을 강조하고 논문을 냈지만 의사들은 그 사실을 인정하지 않았다. 그들은 이러한 손소독이나 위생문제가 자신들을 비난하는 말도 안 되는 이론이라 여겼던 것이다.

시간이 조금 더 지나서야 파스퇴르와 같은 의학자들에 의해서 세균학과 감염이론이 발전하고 그로 인해 비로소 소독과 멸균이라는 개념이 확립되는데 이 때 막대한 공헌을 한 의학자가 영국의 리스터(Joseph Lister, 1827~1912년)이다. 리스터는 파스퇴르의 발효·부패에 관한 세균 감염설을 바탕으로 연구하여 1865년 페놀에 의한 무균수술법을 만들었다. 그의 멸균과 무균에 관한 소독법은 처음에는 역시 반대에 부딪혀 보급하기까지 꽤 오랜 시간이 걸렸으나 결국 의학계는 세균과 감염에 대한 이론을 받아들였고 이것은 외과치료에 획기적인 변화와 발전을 가져다주었다.

19세기는 산업혁명의 영향으로 공중보건기구와 예방에 대한 관심이 더 깊어지던 시기였는데 특히 콜레라가 여러 번 유행하면서 사람들은 전염병에 대한 공포에서 벗어나고 싶어 했다. 따라서 보건위생과 공중위생에 대해 연구와 발전이 심화되었고 여기에 가장 큰 공헌을 한 인물이 에드윈 채드윅(Edwin Chadwick, 1800~1890년)이다. 그의 직업은 의사가 아닌 변호사였다. 그는 법조계뿐만 아니라 언론인으로서도 활발히 활동을 펼쳤는데 특히 공중보건을 향상시키기 위해 빈민층 또한 부유층과 같은 시설, 예를 들면 깨끗한 식수, 쓰레기 제거시설, 쾌적한 환경 등이 필요하다는 운동을 벌였다. 그는 1842년 '대영제국 노동자들의 위생 상태에 관한 보고서(Report on the Sanitary Condition of the Labouring Population of Great Britain)'를 펴내었고 그의 보고서는 큰 반향을 일으켜 1848년에는 공중보건법이 통과되어 런던에 〈중앙보건위원회〉가 설립이 된다. 그리고 이러한 사상과 체계는 다른 이웃나라들도 공중보건에 관심을 가지고 개혁을 일으키는 데 커다란 영향을 주었다.

의료체계와 의료인의 면허제도, 의사의 전문화, 간호학 등도 이 시기에 많은 변화가 있었다. 먼저 의사의 수준을 높이고 그에 대한 통일적인 기준을 마련하기 위해 의료 교육과 체계가 조금씩 발전하였다. 특히 영국에서는 1858년 의료법이 처음으로 만들어져 그 법에 따라 조직된 〈의료심의회〉가 생겼다. 그리고 〈의료인 등록처〉를 만들어 의료인 자격의 기준을 두어 제한하거나 규제할 수 있게 하였다. 이러한 의료인의 질적 수준의 향상은 치료에 있어서 긍정적인 효과를 낳았다. 의료인들은 환자에 대한 치료의 의무와 책임감을 가지게 된 것이다.

미국에서도 1847년에 미국 의사협회(American Medical Association, AMA)가 조직되어 의료윤리 헌장의 제정, 공중보건, 의사의 지위 향상에 노력을 기울였고 의학대학에서도 개혁운동 등이 벌어진다. 그리고 1893년 존스홉킨스(Johns Hopkins, 1795~1873년) 의과대학이 설립되었는데 존스홉킨스 대학은 예전의 의학교육을 완전히 바꾸는 개혁을 이루어 현재의 의학교육 체계의 뼈대를 확립하는 등 의학교육의 새로운 바람을 일으킨다.

의학지식이 증가하고 새로운 진단기구나 과학적 의료기구가 개발될수록 환자들은 더 유능한 의사에게 치료받고 싶어지게 되었다. 따라서 의사가 전문화되어 분과가 나누어지게 되는 현상이 일어난다. 예를 들면 대도시에서는 산과(obstetrics), 부인과(gynecology), 치과(dentistry/odontology), 정형외과(orthopedics), 소아과(pediatrics), 안과(ophthalmology), 이비인후과(otolaryngology), 피부과(dermatology), 신경과(neurology), 흉부과(thoracic medicine) 등의 전문병원이 생겨났다. 많은 의사들이 환자를 잃는 것에 대한 두려움으로 처음에는 이처럼 분과가 나뉘는 현상에 대해 크게 저항하였다. 그러나 의학의 지식과 정보의 양이 점점 많아져 공부와 기구를 훈련하는 데 더 많은 시간이 필요함에 따라 부담이 커지게 되고, 분과를 한 의사들이 적은 시간을 들여 치료하고도 금전적인 수입이 더 많아지는 경향이 생기자 이러한 전문화는 시대의 유행과 대세가 된다.

간호학은 이전까지는 크게 주목받지도 못했고 비체계적인 직업으로 주로 종교와 관련된 여성들 즉, 수녀나 교회의 자선모임에 속한 부인 회원들로 이루어져 있었다. 이렇듯 중요시 여기지 않았던 간호사를 제대로 된 직업으로 체계적으로 확립하고 발전시킨 이가 나이팅게일(Florence Nightingale, 1820~1910년)이다. 그녀는 1854년 크림 전쟁 동안 41명의 간호사들과 함께 참혹한 상황의 부상병들을 간호하며 간호의 중요성을 깨닫는다. 그 시대의 의사들은 붕대를 준비하고 조리를 하는 것 정도의 단순한 보조자로서 간호사를 취급했지만 나이팅게일은 병원을 깨끗이 청소하고 환자들의 침상 간격을 충분히 떨어뜨려 놓았으며 창문을 열어 환기도 시키는 등 정리 정돈과 위생, 간호사의 청결을 중요시했다. 오늘날에는 지극히 당연한 일이지만 의사들이 손을 씻는 것에 대한 개념도 없었던 당시에는 획기적인 사건이었다. 전쟁에서 돌아온 나이팅게일은 이 경험을 바탕으로 간호교육의 수준을 향상시키려 노력하였고 마침내 국민들의 후원으로 1860년 런던에 성 토마스 병원 부속 나이팅게일 간호학교를 세웠다. 그녀는 그 후로도 간호사들의 교육과 양성에서 한 발짝 더 나아가 최초로 질병과 사망의 합리적인 분류를 제안하고, 병원에 대한 보고를 도표화 했으며 공창(公娼)제도를 없애기 위해 논설을 기고하기도 했다. 나이팅게일은 병자에 대한 깊은 애정과 이해심으로 간호학을 개척하고 그 범위를 넓혀 사회의 의료 개혁에도 평생을 노력한 진정한 의료인이었다.

그밖에도 19세기는 여성들의 의사 진출이 시작되는 시기이기도 하다. 1849년 블랙웰(Elizabeth Blackwell, 1821~1910년)은 뉴욕 교외의 작은 외과대학인 제네바의학교에 입학해 자격시험을 통과하고 의학 학위를 받았지만, 그녀의 입학은 그녀의 원서를 농담으로 받아들인 남학생들의 만장일치에 의한 '사고'였다.

영국의 여성 가렛(Elizabeth Garrett, 1836~1917년)은 의학 학위를 따려 노력하였으나 옥스퍼드 대학이나 케임브리지 대학 등에서 모두 그녀를 거부하자 다른 수법 즉, 약사회의 면허를 얻어 의사가 되기 위해 노력하였다. 그마저도 계속되는 거부에 오랜 노력 끝에 마침내 그녀는 영국 약사회의 면허를 취득한 최초의 여성으로 의사가 되었고 평생 의료인으로서 굉장히 활발한 활동을 하였다.

영국의 젝스-블레이크(Sophia Jex-Blake, 1840~1913년)는 자신과 다른 여성들의 의학공부를 위해 정열적으로 투쟁하여 권리를 쟁취하였는데 다른 여성들과 함께 에든버러 의과대학에 입학한 뒤에도 편견에 의해 수강을 방해받자 교수를 고소하기도 하였다.

이처럼 남성의 방해 속에서도 여성의 의학교육체계는 조금씩 발전해갔다. 미국에서는

1850년에 펜실베이니아에 여성을 위한 여자의과대학이 생겨났고, 영국에서도 젝스–블레이크가 진보적인 사람들의 도움을 얻어 1874년 런던 여자의과대학을 세웠다. 그러나 위 의학자들의 시련에서 살펴볼 수 있듯이 이들 의과대학은 사람들의 인정을 받지 못해 초반에는 여성의 의학계 진출은 굉장히 힘들고 어려운 일이었다.

Tips of story　9

19세기

① 산업혁명

유럽의 19세기는 산업혁명을 빼놓고 이야기 할 수 없다.

산업혁명은 경제적인 변화뿐만 아니라 사회적, 정치적으로도 많은 변화를 가져왔다. 인구의 증가와 쏠림현상은 전염병과 같은 질병에 대한 공포를 일으켰다. 이에 사람들은 위생과 질병의 예방에 관심을 가지고 주목하기 시작했고, 의학분야에 산업적 자본이 개입해 제약회사가 설립되기도 했으며 경제적 부를 가진 사람들이 더 나은 수준의 의술을 원하게 됨에 따라 의학의 전문 분과화가 자연스레 이루어지기도 했다.

또한 중산층의 확대와 더불어 노동자들까지도 자신의 생활조건을 개선하기 위해 노력하게 되는데 이는 빈곤이나 힘든 환경을 사회적 제도 안에서 원인을 찾으려는 움직임에서 시작되었다고 볼 수 있다. 그리고 이러한 움직임과 개선을 위한 목소리는 여러 가지 법을 개정시키고 사회적 책임과 시민 의식을 향상시키게 된다.

② 동종요법(同種療法)

질병 증상과 비슷한 증상을 유발시켜 치료하는 대체의학의 일종으로 유사요법, 호메오파티(homeopathy)라고도 한다.

BC 4세기 히포크라테스가 동종의 원리를 처음으로 발견한 후, 1810년 독일 의사 사무엘 하네만(Samuel Hahnemann)이 이를 체계화하여 주장함에 따라 인기 있는 치료법으로 자리 잡았다.

하네만은 병이란 스스로 치유되는 인체의 능력에 교란이 생겨 발생하는 것이므로 약간의 자극을 가하여 치유과정을 유도하면 병을 고칠 수 있으며 이 역할을 하는 것이 질병 증상을 유도하는 약제의 소량 투여라고 이론화하였다.

동종요법에서 사용하는 약물은 일상에서 흔히 볼 수 있는 자연(동물, 식물, 광물) 즉 꽃, 뿌리, 열매, 채소, 씨앗, 염분, 뱀독, 꿀, 오징어 먹물, 소금 등 천연물에서 추출한 것으로 이것을 물약, 연고, 과립 등의 형태로 만들어 사용하였다. 또한 환자의 증상과 반대되는 작용을 유발시켜 치료하는 것을 이종요법(異種療法, allopathy)이라고 하는데 이 이종요법은 역종요법과 함께 현대 서양의학의 치료방법으로 쓰이고 있다.

7 20세기

의학은 20세기로 들어서면서 많은 것들이 변화한다. 19세기에 이어서 계속 발전한 물리학, 화학, 생리학 등은 서로 협동적으로 영향을 주며 발달하여 그 구분의 경계가 모호해지고 해부학, 병리학, 방사선학, 유전학 등에 커다란 영향을 주게 된다.

무엇보다 인류의 전체적인 환경이 크게 변화하였는데 주거환경과 위생, 식수 등의 개선과 공중보건 제도의 영향으로 인간의 건강 상태도 향상되었다. 그로 인해 사람들을 공포로 몰아넣었던 전염병은 대부분의 나라에서 보기 드문 질병이 되었고, 여러 종류의 감염성 질병도 항생제의 발달로 치료할 수 있게 되었으며 외과 기술은 더욱더 발전하게 된다.

특히 20세기는 인간유전학, 바이러스학, 종양학, 재활학, 정신의학 등 새로운 분야의 학문이 발달함으로써 현재 혹은 미래의 의학 발달 분야를 추측할 수 있도록 하였다.

인간유전학의 발달은 배양 조직 내에서 세포를 관찰하는 여러 가지 연구가 이루어진 1940년대에 시작되었다. 1950년대에는 염색체 수를 계산할 수 있는 방법이 연구되어 이로 인해 인간의 염색체 수가 46개라는 사실이 밝혀진다. 그리고 1960년대 후반에는 산모의 양수에서 얻은 세포를 배양하는 연구를 통해 아기가 태어나기 전부터 유전적 질병을 미리 진단하는 방법이 개발되었다.

의학과 생물학 분야의 연구에 있어서 DNA(deoxyribonucleic acid) 등 핵산(核酸)의 구조를 밝혀낸 것은 20세기의학 분야에 있어 최고의 업적이라는 찬사가 있을 정도로 유전학은 의학 분야에 커다란 영향을 주었다. 멘델(Mendel Gregor Johann, 1822~1884년)이 유전학의 기초를 세웠다면 프랜시스 크릭(Francis Crick, 1916~2004년)과 제임스 왓슨(James Dewey Watson, 1928~)은 DNA의 이중나선 구조를 밝혀 유전학과 분자 생물학의 결정적인 기초를 만들어내었다.

유전학의 발달은 생명의 신비를 밝혀내는 것에서 더 나아가 환자의 세포에 유전자를 넣어 유전과 관련된 질병을 예방하거나 치료할 수 있게 만들어 의학계에 혁명을 몰고 올 수도 있으나 여러 가지 윤리적 문제와 감수해야 할 위험도 많이 존재하고 있다. 때문에 유전학은 진정으로 인류의 건강을 위하고 기술을 남용하지 않도록 노력하여 조심스럽게 발전을 도모해 나가야 할 것이다.

면역학은 20세기에 더욱 발달하기 시작하는데 기본적으로 면역이란 나와 타인을 구분하여 전자를 후자로부터 보호하고 방어하려는 생체적 기능이라는 개념이 성립되면서 면역학의 연구가 바이러스학, 생물학, 종양학, 장기 이식학 등 여러 분야와 관련하여 심도 있게 연구되기 시작한다.

메치니코프가 면역반응에서의 백혈구의 기능을 연구한 후 보르데(Jules Bordet, 1870~1961년)는 혈청에서 항체를 분리해 낸다. 그리고 1930년대에는 티셀리우스(Arne Wilhelm Kaurin Tiselius, 1902~1971년)가 혈장 단백질의 한 성분으로 면역기능을 하는 감마글로불린(γ-globulin)을 분리했는데 이 감마글로불린은 아직도 연구가 진행 중이긴 하지만 현재도 홍역과 간염의 예방에 이용되고 있다.

바이러스학은 처음 동물에서 일어난 변화의 관찰과 연구에서 시작해 전자현미경의 발달과 세포학, 생물리학, 생화학, 물리화학, 면역학의 발전으로 인해 본격적인 연구가 시작된다.

1930년대 후반, 의학자이면서 미생물학자인 막스 타일러(Max Theiler, 1899~1972년)는 황열 바이러스에 관한 연구를 하면서 동시에 백신을 개발한다. 1940년대 중반에는 인플루엔자(influenza) 백신도 만들어지게 되는데 이 백신은 완벽하진 않지만 예방률이 75%~90%에 달하는 효능을 보였다. 1954년에는 의학자이며 세균학, 역병학을 연구한 미국의 소크(Jonas Edward Salk, 1914~1995년)에 의해 소아마비 예방이 가능한 소크백신이 만들어져 소아마비 환자가 혁신적으로 줄어들기도 했다. 이 소크백신은 현재 앨버트 세이빈(Albert Bruce Sabin, 1906~1993년)의 경구용 세이빈백신으로 대체되었는데 예방률이 90%가 넘고 있다. 그리고 예방 대상이나 면역의 지속기간 등에 대한 논란을 불러일으키기는 했지만 풍진과 홍역의 예방 백신 또한 현재까지 접종이 권장되고 있다.

1981년 미국에서 보고되어 1985년 처음으로 의학적 연구를 통해 발표된 후천성면역결핍증(acquired immune deficiency syndrome, AIDS)은 면역결핍 바이러스인 에이즈 바이러스(HIV)에 감염된 후에 면역기능이 저하되는 질병으로 긴 잠복기를 가진 후 항체를 만드는 세포들을 바이러스가 공격을 하면서 발병하는 질병으로 알려져 있다. 여러 가지 치료제를 섞은 칵테일 치료제와 발병 억제제가 개발되었지만 현재까지 완치될 수 있는 방법은 없다.

이처럼 바이러스학은 20세기에 들어서면서 그 연구가 심화되고 바이러스 백신이 개발되는 등의 발전을 보이고 있지만, 아직도 그 원리와 치료방법을 파헤치지 못한 바이러스성 질병이 많이 존재하기 때문에 앞으로의 발전에 더 주목해야 할 분야라고 할 수 있다.

한편, 20세기에 들어서 사람들의 주목을 가장 많이 받고 있는 의학 분야는 단연코 종양학, 즉 암에 관한 분야일 것이다. 악성종양인 암은 이제 우리에게 익숙해진 질병이지만 그만큼 오늘날까지도 두려움을 가장 많이 느끼게 하는 질병 중 하나로, 예전에 비해 수술하기 까다로운 부위에서 종양을 떼어낼 수 있게 된 현재까지도 암은 치료에 많은 어려움을 겪고 있다.

암의 발생률은 점차적으로 증가하고 있으며 그 종류도 변화하고 있는데 예를 들어 폐암은

19세기 이전에는 드문 암이었지만 지금은 많은 비중을 차지하고 있는 암으로 굳혀졌다.

암에 대한 연구는 18세기 때도 있었지만 본격적인 연구는 실험실에서 종양을 키워 화학적 자극으로 암을 만들어내기 시작한 19세기부터라고 볼 수 있다. 그리고 20세기에 이르러서는 그 원인과 치료법을 연구함에 있어 여러 가지 시각에서 다양하게 접근하며 발전했다고 할 수 있다.

암의 치료방법으로 가장 기본적인 시술은 외과적 수술이다. 마취학, 수혈, 항생제의 발달은 종양을 안전하게 제거해 내어 외과적 암수술이 발달하였지만 그에 따른 후유증에 대한 관심도 더불어 높아져 지금까지도 그 연구가 계속되고 있다.

또한 암의 치료방법 중 하나인 방사선요법은 X선이 유해하다는 사실과 방사선의 잠재적 위험성이 알려지면서 많은 논란을 일으켰으나, 그 후 방사선 기계가 개선되고 효과적이면서도 위험이 적은 방사선 투여가 가능해지면서 예전에는 치료가 힘들었던 자궁, 성대 등의 암 치료도 가능해졌다.

화학요법은 암 치료에서 더 획기적인 성과를 거두었다. 백혈병처럼 수술적 치료가 불가능한 경우에 적용함으로써 암 세포의 성장을 정지시키거나 조절을 하는 데 화학요법을 단독으로 하는 경우도 있지만 여기에 면역요법과 같은 다른 치료들도 병행하여 높은 치료효과를 거두기도 했다. 암에 대한 관심과 지식이 늘어가는 만큼 20세기 후반에는 암의 예방에 대한 중요성과 인식도 널리 알려졌다. 항암 효과가 있는 식품이 개발되고, 흡연을 줄이려 노력하고, 발암물질이 있는 성분을 가려내는 등 암 예방 분야는 현재까지도 꾸준히 발전하고 있고 앞으로도 계속되어야 하는 분야이다.

정신의학은 프로이트(Sigmund Freud, 1856~1939년)로부터 이론적인 확립이 시작되었다고 해도 과언이 아니다. 20세기 전체를 봐도 가장 영향력 있는 사상가로 꼽히는 그는 신경해부학을 공부한 후 뇌의 해부학을 연구하다 최면술을 접하게 되어 인간의 마음속에는 본인이 인지하지 못하는 부분인 무의식이 존재한다는 것을 발견한다. 프로이트보다 조금 앞서 브로이어(Joseph Breuer, 1842~1925년)는 히스테리 환자에게 최면술을 걸어 마음의 상처(심리적 외상)를 돌아보게 하면 히스테리가 치료된다는 것을 알았다. 이에 프로이트는 브로이어와 함께 이 치료방법을 연구하여 1893년 카타르시스(Katharsis)법을 확립하였다. 그러나 곧 최면치료가 완벽하지 못한 것을 깨닫고 자유연상법을 사용하여 히스테리를 치료하게 되었고 이 치료법에 '정신분석'이라는 단어를 붙인다. 그리고 그 후 '꿈의 해석(1900)', '일상생활의 정신병리(1904)', '성(性)이론에 관한 세 가지 논문(1905)', '토템과 터부(1913)', '정신분석입문(1917)' 등의 수많은 저서를 출간하고 꾸준한 연구 활동을 펼친다. 프로이트의 정신분석학은 여러 가지 비판과 한계를 지적 받았지만 그럼에도 불구하고 현대의 정신의학에 가장 많은 영향을 주고 있으며, 심리학, 사회학, 사회심리학, 범죄학 등 다양한 학문에도 커다란 영향을 주었다.

근대 정신의학의 아버지라 불리기도 하는 크레펠린(Emil Kraepelin, 1856~1926년)은 정신의학자로서 다양한 정신질환을 분류하여 오늘날 우리가 알고 있는 정신의학의 진단과 개념의 기초를 세웠다. 그는 조발성 치매(조현병)와 조울증(躁鬱症) 등의 개념을 새로이 확립하여 정신병의 분류를 증상 위주에서 질환 위주로 발전시키는 등 많은 입적을 남겼다.

20세기 중반에는 정신의학의 이론적 발전에서 더 나아가 항정신병 약물(antipsychotic drug)이 개발된다. 약물이 환각, 정신분열증, 조울증과 같은 정신병(psychosis)의 치료에 효과를 보이기 시작하자 정신병과 관련한 약물이 개발되기 시작했으며 이에 정신약리학이라는 분야가 생긴 것이다. 그리고 이러한 정신의학의 발달은 정신장애의 치료를 지역 공동체 안에서 여러 가지 제도와 병행하고, 재활을 위한 노력에 힘쓰며, 사회적 편견을 불식시키고자 하는 적극적인 움직임을 이끌어내어 정신장애를 예방하는 데 보탬이 되기도 했다.

20세기에 새롭게 주목받은 의학 분야로 재활의학을 빼놓을 수 없다. 재활은 좁은 범위로는 신체적 손상에 대한 치료와 회복에서 시작해 넓은 범위로는 신체적, 심리적 손상에 대한 치료와 재해에 대한 회복을 의미하기도 하고 더 나아가서는 이러한 손상으로 인해 얻게 된 만성기능장애를 극복하고 살아가는 방법을 배우는 것까지 의미하기도 한다.

사람들이 재활이란 개념에 대해 생각하고 연구하기 시작한 것은 1차 세계대전이 끝난 후 부상을 당한 군인에 대한 치료가 시작되면서인데 사회적으로 형성된 동정여론 또한 거기에 영향을 미쳤다. 그러나 재활의학과 그와 관련된 재활프로그램은 그 후로도 매우 더디게 발전하였는데 사실상의 재활에 대한 연구가 더 깊어지기 시작한 것은 2차 세계대전이 끝난 후라고 할 수 있다. 특히 미국은 전쟁의 영향으로 마비, 사지절단, 실명, 청력상실, 정신병 등으로 고통 받는 군인들을 위해 시설을 마련하고 여러 종류의 프로그램을 통해 그들이 삶으로 복귀하도록 노력하였다

하워드 러스크(Howard Rusk, 1901~1989년)는 현대 재활의학의 중심에 서 있는 사람이다. 그는 미국의 공군 군의관으로 입대해 전쟁 중 부상으로 장애와 질병을 얻게 된 수많은 군인들을 치료하면서 그들이 삶으로 복귀하지 못하거나 장애가 더 악화되는 모습을 많이 목격하게 된다. 그는 그들의 재활과 복귀를 위해 프로그램들을 체계화하고 발전시켰다. 그리고 그 경험을 바탕으로 1950년 뉴욕 대학교 병원에 물리 및 재활의학 연구소(Institute of Physical Medicine and Rehabilitation)를 세운다. 러스크는 재활의학을 치료의학, 예방의학과 함께 '제3의 의학(the third phase of medicine)'이란 표현을 쓰기도 했는데 러스크를 중심으로 현대 재활의학이 시작되었기에 재활의학의 개척자라고 불리고 있다.

재활의학은 20세기 후반으로 넘어오면서 더 다양해진 현대적 질병들로 인해 그 중요성이 다시금 부각되어 물리치료와 함께 발전하였다. 일반적으로 재활치료는 운동치료, 작업치료, 언어치료의 세 가지로 나뉘고 있지만 재활의 개념이 넓어지고 인간의 행복과 삶의 질의 향상에 그 목적을 두게 됨에 따라 더 다양하게 접근해야 할 필요가 있다.

19세기가 공중보건에 대한 세계적인 협력이 전염병처럼 특정한 질병에 간단히 국한되어 있었다면 20세기는 국제적 보건에 대한 협력과 교류에 대한 관심이 본격적으로 시작된 시기이기도 하다. 사람들은 질병과 공중보건에 대해서 정부가 중추적인 역할을 해야 한다고 여겼고 거기서 더 나아가 보건과 위생 분야의 국제적이고 광범위한 협동을 위한 움직임이 필요하다고 생각하기 시작했다. 그에 따라 여러 크고 작은 국제 위생기구를 거쳐 1948년에는 국제연맹보건기구와 유엔의 복지, 재활사무국을 통합한 세계보건기구(world health organization, WHO)가 창설되었다.

WHO는 전 세계의 인류가 신체적으로나 정신적으로 최고의 건강 수준에 도달하는 것을 목적으로 주로 검역일과 연구자료 제공, 유행성 질병과 전염병에 대한 대책과 후원, 회원국의 공중보건에 대한 지원을 주요 업무로 하고 있다.

20세기로 들어서면서 전염병이 많이 줄어들고 의학이 발달하면서 기본적인 건강의 질이 높아지자 점차적으로 노인건강에 관한 연구가 공중보건의 주요 관심사로 여겨져 암, 뇌졸중, 동맥경화증, 관절염, 치매 등의 원인과 예방에 더 힘쓰게 되었다. 또한 공중보건의 개념도 더욱 넓어짐에 따라 환경위생과 환경오염, 식품위생, 산업보건에 대한 관심과 연구가 더 심화되기 시작하였고 사회적, 직업적 영향까지 관심을 넓혀 포괄적 개념의 공중보건학이 성립하였다.

여기에서 의학의 역사 이야기를 정리해 보자.

인류가 이 지구상에 나타난 이래로 질병을 앓는 사람이 있으면 그들을 돕기 위해 노력하는 사람들도 존재했을 것이다. 아주 먼 옛날의 우리 선조들은 온 몸에 나타나는 질병들을 스스로 감당하기에는 너무나 미약했다. 그들에게 질병이란 벅차고 불가사의한 것이어서 종종 주술과 미신 그리고 종교에 기대기도 했고, 그로 인해 병을 치유할 수 있다고 믿기도 했다. 그리고 실제로 어느 정도는 효능을 발휘하는 약초와 같은 실용적인 치료법도 이용되곤 했다.

유럽에서는 적어도 2천 5백 년 전부터 의학과 관련된 수업이 시작되었고, 극동지역은 유럽보다 훨씬 더 오래전에 의학이 시작되었다는 자료가 남아있지만 의학의 발달은 유럽의 르네상스 운동과 함께 큰 전환기를 맞이하게 된다. 즉 르네상스 운동이 시작되면서 인체와 질병에 대한 체계적이고 과학적인 탐구가 시작되었고 그 후 계몽운동이 일어나면서 다양한 형태의 과학이 번성하여 의술의 발달에 기여하게 되었다. 시대의 변화와 이성의 발달은 오래된 권위주의와 터부, 종교적인 금기들을 허물며 다양한 분야들을 꾸준히 발전시켰고 이는 의학에도 커다란 영향을 주게 된 것이다.

그리고 우리는 점차 인간의 신체가 어떻게 움직이고 어떻게 문제가 발생하는지를 이해하게 되었고 더 나아가 감염의 원인과 그것을 치료하는 방법, 생명을 지배하는 화학작용과 죽음의 원인까지 충분히 이해하게 되었다.

그 후 인류는 올바른 섭생법과 질병에 대응하기 위한 노력으로 수많은 약물과 치료법을 개발하였고 인간의 정신세계와 유전학에 대한 연구까지 깊이 있게 파고들었다.. 그리고는 마침내 이러한 발전 과정을 통해 1898년부터 현재에 이르기까지 단지 100년이 조금 넘는 시간 동안 엑스레이와 미세수술, 장기이식, IVF(시험관 아기시술), 레이저, 로봇수술, 유전공학 그리고 인간 게놈 지도 등의 출현과 마주치게 되는 놀라운 경험을 하게 되기에 이른다.

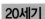

프로이트(Sigmund Freud, 1856~1939년)

20세기에 가장 광범위하고 깊은 영향을 준 정신분석학의 창시자 프로이트는 1856년 체코의 프라이베르크에서 유대인으로 태어났다.

1873년 빈 의과 대학교에 입학하여 생리학을 전공한 프로이트는 신경학의 연구에 깊은 관심을 가지고 연구하게 된다.

1885년 프랑스 파리로 유학을 떠난 프로이트는 당시 유명한 신경학자인 마르탱 샤르코의 강의를 통해서 히스테리를 비롯한 발작증 치료에 최면요법이 효과가 있다는 것을 알게 된다. 그리고 그 후 신경질환 전문의였던 요제프 브로이어와의 공동 연구에서 최면을 통해 환자가 자신의 마음과 상태를 이야기함으로써 치료가 되는 카타르시스(Katharsis)법을 확립한다. 그러나 곧 최면술 치료법이 완벽하지 못한 것을 깨닫고 자유연상법을 개발하여 히스테리를 치료하게 되며 과학적 심리학의 이론을 바탕으로 한 이 치료법에 '정신분석'이라는 단어를 붙인다.

그는 '꿈의 해석(1900)', '일상생활의 정신병리(1904)', '성(性)이론에 관한 세 가지 논문(1905)' 등의 저서를 통해 인간의 무의식에 대한 개념을 확립하고 그 근본 구조를 밝혀내려 힘썼다.

1906년에 최초로 정신분석의 방법을 적용하는 임상소(스위스 취리히의 Burgholzli Clinic)가 생기고, 1910년에는 국제 정신분석학회가 설립되자 프로이트는 정신분석학 연구에 더 활발한 활동을 펼쳤다. 1938년, 오스트리아가 독일에 합병되자 투병 중이던 프로이트도 영국 런던으로 망명을 하지만 1939년 9월 23일, 프로이트는 끝내 건강을 회복하지 못하고 런던에서 눈을 감았다.

프로이트의 인간의 무의식과 자아에 대한 연구인 정신분석학은 가히 혁명적이었다. 그의 이론은 그 후 여러 학자들에 의해서 비판받고 한계를 드러내기도 했지만 아직도 그의 연구와 이론이 다방면에 영향을 주고 있다는 것은 부인할 수 없는 사실이다.

20세기 가장 영향력이 큰 사상가 중에 하나로 꼽히는 프로이트는 정신의학 분야만이 아닌 심리학, 사회학, 사회심리학, 범죄학, 문학 등 다양한 학문에 영향을 주었다.

8 21세기

　지금까지 서술한 바와 같이 원시시대부터 20세기까지 꾸준한 의학의 발달에도 불구하고 아직까지 치료하지 못하는 선천적인 질병도 있고 치료 방법을 전혀 모르는 질병도 존재한다. 천연두처럼 한 가지 질병을 완전히 퇴치하여 한때는 공포의 대상이었던 질병이 지금은 존재 감조차 없어진 경우도 있지만, 21세기 현재에도 치료하지 못하고 있는 질병들 또한 존재하는 것이다. 에이즈, 에볼라 바이러스, 열병, 사스, 그리고 메르스와 같은 전염병 등은 현재 우리에게 또 다른 두려움의 대상이 되어버린 질병이며 앞으로 극복해내야 하는 것들이다.

　의학적으로 우리의 몸은 유전과 진화의 관점에서 인식할 수 있다. 즉 오늘날 의학에서 바라보는 인간의 신체는 대체 가능한 부품의 집합이며 동시에 개체성을 보장하는 정보의 모임이라는 형태로 여겨진다. 특히 방사선과 초음파 그리고 핵의학의 발전은 몸을 열어보지 않아도 투영하여 볼 수 있게 하고 몸의 기계화나 물질화도 촉진되고 있다.

　그러나 최근 물자의 남용, 과식으로 인한 비만, 운동부족 등 풍족함에서 비롯된 질병들이 도시를 중심으로 급격히 증가함에 따라 우리의 몸과 건강한 삶에 대한 새로운 인식이 요구되고 있다. 게다가 인구의 노령화에 따른 만성질환의 증가와 이에 대한 치료방법의 미비, 고가의 의료비, 지나친 의학적 세분화에 따른 부작용 등 많은 문제점을 안게 되었고 21세기의 의학은 현실적으로 다양해 질 수밖에 없게 되었다. 의(醫)는 하나이지만 학(學)은 여러 가지일 수 있고 요법(療法)은 수백 가지 아니 수천 가지, 혹은 그 이상으로 있을 수 있다. 이 말은 인술(仁術, healing art)로서 의는 하나일 뿐이지만, 학문으로서의 의학은 다양하게 있을 수 있다는 말이다. 더구나 각 나라나 문화권마다 또는 시대에 따라 발전되어 온 전통의술이나 민간요법이 다양하게 전해 내려오고 있고, 그 방법의 수많은 장점들과 효능을 무시할 수 없기 때문에 치료 도구로서의 요법은 수천 가지나 존재한다고 할 수 있다.

　그동안은 의학을 크게 서양의학, 동양의학, 대체의학으로 분류하였지만 20세기 후반부터 서양의학, 동양의학, 대체의학은 물론이고 전통의학, 정통의학, 민속의학, 전일의학, 통합의학 등의 용어가 난무하기 시작하면서 의료인과 일반인 모두 혼란스러워 하고 있다. 그래서 21세기를 살고 있는 우리에게는 무병장수(well-being) 실현을 위해 다양한 의학에 대한 이해가 더욱 절실히 필요하다.

　바다는, 바다로 흘러들어온 강물, 냇물, 빗물 등을 모두 포용하여 더 커다란 바다를 만든다.

　바다가 그러하듯이 대체의학은 동양의학, 서양의학과 화합하여 21세기 현대인의 무병장수를 실현하는 통합의학으로의 발판을 마련하는 의학이어야 한다.

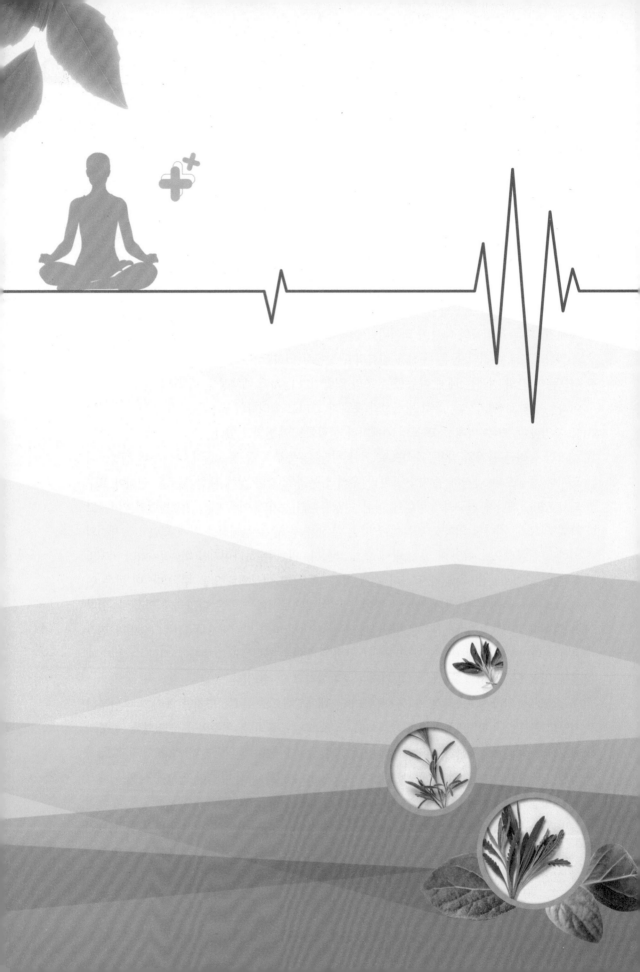

2장
대체의학의 개요

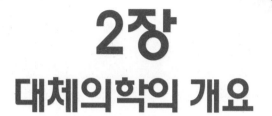

    대체의학은 인간의 모든 질병과 고통을 자연의 치유능력에 맞추어 조율해주고 복원시켜주는 자연의학적인 개념의 환원의학이라 할 수 있다. 최근 현대의학이 그 한계를 점차 드러내자 환자들은 정통의학 외의 다른 방법들을 찾게 되었고 대체요법에 관심과 기대를 가지게 되었다. 그에 따라 대체의학에 대한 연구가 활발해지고 있고 선진국을 중심으로 대체의학을 활용한 치료가 적극적으로 수용되고 있는 실정이다.

    현재 대체의학의 치료(대체요법)는 대부분 정통의학과 결합해서 병행하여 사용되고 있거나 때때로 대체요법 자체가 정통의학을 대신해서 사용되기도 한다. 실제로 암 환자들이 정통의학의 수술요법, 화학요법, 방사선요법 등을 받는 동안 면역력을 증강시키고 부작용을 최소화하기 위해 침술, 약초요법 및 심신요법 등을 병행하고 있기도 하다.

    그러나 아직까지 대체의학은 이론과 시술이 체계화된 하나의 의학이 아니라 동양의학과 서양의학의 주류에 속하지 못한 비주류의학으로, 단편적 지식과 시술법 그리고 산재해 있는 민간요법들이 한데 묶여있는 형태의 의학이라 할 수 있다.

    이렇듯 혼재되어 있는 대체의학의 많은 지식과 기술들을 과학적이고 객관적인 방법으로 검증하는 절차가 반드시 필요하다. 과학으로 검증된 대체요법들만이 현대의학에 받아들여져 통합의학이라는 의료체계 안에서 질병치료에 도움이 될 수 있기 때문이다.

학습목표

2장에서는 대체의학에 대한 용어 정의와 특성, 대체의학 태동의 역사적 배경, 대체의학의 필요성과 역할, 대체의학의 미래와 전망 및 국내외 대체의학의 이용 현황 등을 파악한다.

1 건강과 질병

(1) 건강의 개념

인간은 누구나 건강하게 오래 행복한 삶을 누리기를 소망한다. 그래서 21세기를 살고 있는 현대인에게 무병장수(well-being)는 행복한 삶을 위한 필수 조건이 되었다[그림 2-1].

또한 인류의 역사 속에서 동서고금의 성현이나 의성들이 남겨 놓은 건강에 대한 명언들만 보아도 오랫동안 인류의 화두는 역시 건강이었음을 알 수 있다[표 2-1].

세계보건기구(WHO)는 "건강이란 단순히 육체적으로 질병이 없는 것을 말하는 것이 아니라 육체적, 정신적, 사회적, 영적으로 완전히 안녕한 상태다."라고 정의 했다. 건강의 정의에 영적인 건강이 포함된 것은 인간이 몸-마음-영혼의 상호작용에 의해 건강이 유지되는 전인적인 존재이기 때문이다[그림 2-2].

인간은 외부환경에 대해 내부환경(혈액의 성상)을 일정하게 유지하는 조절능력을 가지고 있다. 이를 생체의 항상성이라고 하며, 생체의 항상성이 유지되는 상태를 건강한 상태라고 말한다. 반면, 질병이란 외부 자극에 의해 항상성을 상실하여 정상적인 일상생활과 사회생활에 지장을 주고 생명까지 위협받게 된 상태를 말한다[그림 2-3]. 즉, 질병은 인체를 구성하는 세포, 조직, 기관 등 심신의 일부나 전체가 장애를 일으켜서 정상적인 기능을 수행할 수 없는 상태로, 인간이 지구상에 존재할 때부터 함께 있었다.

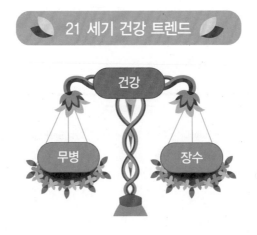

[그림 2-1] 21세기의 건강 트렌드: 무병장수의 실현

❋ 표 2-1	동·서양 성현들의 건강에 대한 명언
세계보건기구(WHO)	건강은 단순히 육체적으로 질병이 없는 것을 말하는 것이 아니라 육체적, 정신적, 사회적, 영적으로 완전히 안녕한 상태이다.

분류		명언
서양	히포크라테스 (BC 460~BC 377)	• 우리가 먹는 것이 곧 우리 자신이 된다. • 음식은 약이 되기도 하고 독이 되기도 한다. • 적당한 음식과 운동은 건강을 위한 가장 훌륭한 처방이다. • 음식으로 고칠 수 없는 병은 약으로도 고칠 수 없다. • 우리 몸의 진정한 치료제는 자기 몸속에 있다. 약물은 결코 병의 근원을 치료 할 수가 없다.
	몰리에르 (1622~ 1673)	• 거의 모든 사람들은 병 때문이 아니고 치료 때문에 죽는다.
	조나단 스위프트 (1667~1745)	• 이 세상에서 가장 좋은 의사는 식이요법과 마음의 안정이다.
	벤저민 프랭클린 (1706~1790)	• 음식을 적당히 섭취해야 건강할 수 있다.
	베르나르댕 드 생 피에르 (1737~1814)	• 음식의 절제는 우리에게 육체적 건강을 가져다준다.
	제러미 벤담 (1748~1832)	• 건강할 때 건강을 지키는 것이 필요하다.
	괴테 (1749~1832)	• 자연과 멀어지면 질병에 가까워진다.
	알베르트 슈바이처 (1875~1965)	• 어떤 생명체도 나와 똑같이 살려고 하는 의지를 가지고 있다.
	칼 포퍼 (1902~ 1994)	• 만병통치약이란 없다. 모든 병에 좋은 약은 어떤 병에도 좋지 않다.
	스티븐 코비 (1932~2012)	• 병의 원인을 찾아 치료하는 것보다, 병에 걸리지 않도록 사전에 예방하는 것이 좋다.
	마크 트웨인 (1835~1910)	• 건강을 유지하는 유일한 길은 원하지 않는 것을 먹고, 좋아하지 않는 것을 마시고, 하기 싫은 일을 하는 것이다.
동양	김시습 (1435~1493)	• 수명을 연장하는 방법은 말을 삼가고, 음식을 절제하며, 탐욕을 덜어내고, 수면을 가볍게 하며, 기쁘고 성내는 것을 절도에 맞게 하는 데 있다.
	허준 (1539~1615)	• 음식물은 다섯 가지 맛이 균형이 잡히되 담백해야만 심신이 상쾌하게 된다.
	이제마 (1837~1899)	• 나태하게 살지 말고 근면하고 부지런하게 살아야 한다. • 성격이 모나고 급하게 살지 말고 스스로를 반성하며 살아야 한다.
	한비자 (BC 약 280~233)	• 산해진미는 우리를 행복하게 만들어줄지 모르겠지만, 건강에는 해롭다.

	소동파 (1037~1101)	• 마음이 편한 것이 약이며 그 밖에 더 좋은 약방문은 없다.
동 **양**	노자 (미상)	• 늙어 생기는 질병은 모두 젊었을 때 불러들인 것이고, 쇠한 뒤에 생기는 재앙은 모두 성했을 때 지어 놓은 것이니라. 군자는 그런 까닭에 가장 성했을 동안에 미리 조심해야 한다.
	손사막 (중국 수, 당나라 시기)	• 적당히 운동을 하면 질병을 막을 수 있다. • 도덕적으로 건전하면 기도를 드리지 않아도 복이 오고 장수를 바라지 않아도 장수할 수 있으며, 덕행이 좋지 않으면 아무리 좋은 약을 써도 장수할 수 없다.

	몸	마음	영혼
몸	몸 몸	마음 몸	영혼 몸
마음	몸 마음	마음 마음	영혼 마음
영혼	몸 영혼	마음 영혼	영혼 영혼

인간의 전인적인 구성요소인 몸-마음-영혼 간의 상호관계를 보여주는 모형이다. 인간은 이 전인적인 구성요소 간의 직·간접적인 상호작용에 의해 영향을 받고, 변화를 겪게 된다. 따라서 어느 구성요소가 균형을 잃게 되면 다른 구성요소와의 조화가 이루어지지 않아 건강을 잃게 된다.

즉, 인간은 전인적인 존재로 몸-마음-영혼의 복잡한 상호작용에 의해 생존하고 있다.

[그림 2-2] 몸-마음-영혼의 모형

건강한 상태: 항상성이 제대로 작동하여 우리 몸이 균형을 이루고 있는 상태

↓

반건강 상태: 항상성이 균형과 조화를 잃은 상태

↓

질병 상태: 항상성이 균형과 조화를 상실한 정도를 넘어서 실제로 세포와 조직에 기질적 변화가 생긴 병적 상태

항상성(Homeostasis)

항상성은 생물이 생명을 유지하기 위해서 가장 알맞은 조건을 만들어 주도록 디자인되어 있는 상태다. 생물은 항상성을 갖고 있기 때문에 생물일 수 있고, 생명이 탄생할 때 항상성을 지니고 태어나며 항상성이 소멸될 때 생명도 마감이 된다.

즉, 항상성이 유지될 때에만 인간은 생명을 유지할 수 있다.

[그림 2-3] 항상성과 건강, 반건강 및 질병의 관계

전세일 교수의 무병장수(well-being)를 위한 처방

　반건강(反健康) 상태를 극복하고, 건강을 찾은 후 또 그 건강을 유지하기 위해서는 자연치유력을 극대화 시켜야 한다. 자연치유력을 극대화하기 위해서는 사람사랑(人愛), 자연사랑(自愛), 이타심(利他心), 확신(確信), 명상(瞑想), 기도(祈禱), 감사(感謝), 만족감(滿足感), 행복감(幸福感)이 필요한 요소들이다. 이러한 요소들이 빠지면 빠질수록 자연치유력은 점점 약화되고 많으면 많을수록 강화되는 것이다.

(2) 현대인의 미병

　현재 이 지구상에는 약 60억의 인구가 살고 있다. 그 가운데 극히 일부가 환자이고, 또 극히 일부는 건강한 사람이며, 그 나머지는 모두 미병(未病, 반건강, unhealthy state) 상태의 사람들이다. 다시 말해서 거의 모든 사람이 늘 미병 상태로 살고 있으면서 가끔 잠시 건강한 상태로 되었다가 다시 미병 상태로 돌아오거나 또는 질병의 상태로 갔다가 다시 미병의 상태로 돌아오곤 하는 것이다[**그림 2-4, 그림 2-5**].

건강, 미병, 질병

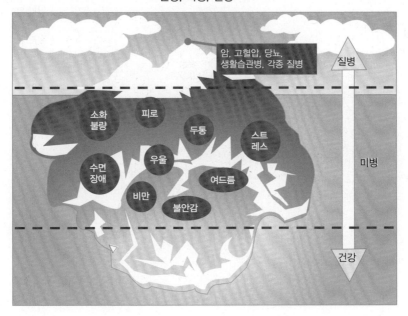

[그림 2-4] 건강, 미병, 그리고 질병 상태

　　그러므로 현대인은 미병 상태에서 건강 쪽으로 발전시키는 것이 무엇보다 중요하다. 즉, 결과인 질병만을 바라보는 현대의학의 관점에서 질병이 일어나는 주체인 인간의 관점에서 바라보는 사고(전인주의, holism)의 전환이 필요한 것이다.

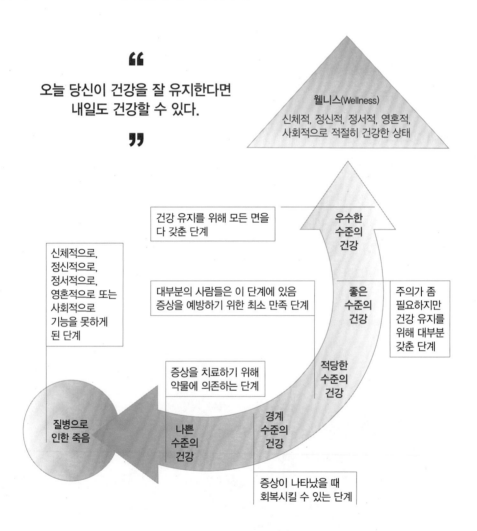

"
오늘 당신이 건강을 잘 유지한다면
내일도 건강할 수 있다.
"

웰니스(Wellness)
신체적, 정신적, 정서적, 영혼적,
사회적으로 적절히 건강한 상태

건강 유지를 위해 모든 면을
다 갖춘 단계

우수한
수준의
건강

신체적으로,
정신적으로,
정서적으로,
영혼적으로 또는
사회적으로
기능을 못하게
된 단계

대부분의 사람들은 이 단계에 있음
증상을 예방하기 위한 최소 만족 단계

좋은
수준의
건강

주의가 좀
필요하지만
건강 유지를
위해 대부분
갖춘 단계

증상을 치료하기 위해
약물에 의존하는 단계

적당한
수준의
건강

질병으로
인한 죽음

나쁜
수준의
건강

경계
수준의
건강

증상이 나타났을 때
회복시킬 수 있는 단계

[그림 2-5] 건강에서 사망까지의 헬스 라인(health line)

2 대체의학의 개념

(1) 용어정의

구미 의료선진국에서는 서양의학(western medicine)을 정통의학, 제도권의학(conventional medicine) 또는 현대의학이라고 간주하였고, 제도적으로 이 공식적인 의학의 틀 안에 포함되지 않는 기타 의술인 전통요법과 민간요법들은 정통의학을 보충하거나 대체하는 요법이라고 생각하였다. 따라서 대체의학(alternative medicine)이란 용어는 미국에서 제도권의학을 대신한다는 의미로 만들어졌다.

대체의학의 사전적 의미는 '한 나라의 주류를 이루는 의료체계에서 벗어난 치료법' 또는 '의과대학에서 가르치지 않는 의술'이다. 그러므로 대체의학의 정의는 나라마다 조금씩 다를 수밖에 없다. 우리나라의 경우 의료법상 의사, 한의사, 치과의사, 간호사 등을 의료인으로 규정하므로 법률적 견지에서 볼 때, 사회적으로 받아들여지는 의학의 범주는 미국과 다르다. 왜냐하면 우리나라에서는 한의학이 서양의학과 함께 제도권의학에 포함되어 있기 때문이다.

대체의학은 정통의학의 어떤 부분을 보충해준다는 의미로 '보완의학'(Complementary Medicine, CM)이라고 불리기도 하며, 주류의학인 서양의학에 대비되기 때문에 '제3의학'이라고도 불린다. 또한 치유방법의 특징이 사람의 전체를 보면서 치료하기 때문에 '전인의학', 인간의 질병을 자연의 치유능력에 맞추어 조율해 주고 복원시켜 주는 의학이라는 의미로 '자연의학'이라고도 일컫는다.

미국 국립보건원(National Institute of Health, NIH) 산하 보완대체의학센터(NCCAM)에서는 보완의학과 대체의학을 합쳐 보완대체의학(Complementary And Mlternative medicine, CAM)이라 칭하고 CAM을 "다양한 의료서비스 시스템들과 수칙들 그리고 현재 제도권의학에서 받아들여지고 있지 않는 상품들이다."로 정의하고 있다.

그동안 우리나라에서는 대체의학, 보완의학, 자연의학 및 전인의학 등으로 혼용하여 지칭해 왔으나 본 교재에서는 편의상 대체의학이란 용어로 일괄적으로 사용하기로 한다.

의학의 종류

① **제도권의학**(conventional medicine)

제도권의학이란 의사와 의료 관련 전문직 종사자에 의해 행해지는 의학이나 의료행위를 의미한다.

② **대체의학**(alternative medicine)

미국에서 정통의학적 치료에 포함되지 않는 모든 치료법을 포함하는 의료분야에 사용한 용어다.

③ **보완의학**(complementary medicine)

주로 유럽에서 한 국가의 주류를 이루는 의료체계를 벗어난 치료법을 총망라하는 의료분야에 사용한 용어다.

④ **보완대체의학**(complementary and alternative medicine)

미국에서 정통의학 외의 치료 및 진단기술들로 정통의학에서 해결하기 어려운 부분에 도움을 주는 치료법을 지칭할 때 사용한 용어다.

전인의학과 전인주의

① **전인의학**

전인의학(holistic medicine)은 질병 자체에 초점을 맞춘 의학이 아니라 질병을 가진 환자에 초점을 맞춘 환자 중심적인 의학이다. 인간은 자연의 일부이고 자연은 끊임없이 그 자신을 치유하려 하고 있다는 사상을 가지고 있다.

② **전인론**(전인주의)

전인주의(holism)는 자연의 다양한 실체, 특히 생물체는 그 자체로서 정상의 기능을 유지하는 본질이 갖추어져 있어서 전체로는 부분에서 볼 수 없는 새로운 성질이 성립한다는 논리를 가지고 있다. 이러한 성질의 존재를 전체성이라고 하며, 생명 현상의 전체성은 생기론(生氣論)에서 시작되었다. 전인론은 그 후 많은 발전을 보였는데, 홀데인(Haldane)은 생물과 그 환경과의 밀접한 관계를 강조하여 양자의 일체화라는 관점에서 전인론을 주창하였다.

Tips of story 4

자연의학

- **정의**

  자연의학(natural medicine or naturopathy)은 인간의 질병을 자연의 치유능력에 맞추어 조율해 주고 복원시켜준다는 의미로 사용되는 용어다. 자연의학에서 주장하는 철학의 핵심은 우리 몸에는 부모(자연)로부터 물려받은 자연적인 치유능력(the healing power of nature)이 각 개인에게 있고, 모든 진정한 치유는 자연치유에 의해서 이루어진다는 것이다. 자연치유는 생명체의 치유능력과 치유하고자 하는 의지로 자연의학은 자연치유능력과 그 환경을 조성하고 해가 되지 않는 범위의 조정과 치료를 통해 생명력을 높이고 유지하는 의학이다.

  따라서 스트레스 혹은 영양 상태가 좋지 않으면 자연치유력이 약해져서 병이 생길 수 있고 반대로 자연치유력을 강하게 하면 병을 물리칠 수 있다고 하여 식사와 생활습관을 통한 질병의 예방을 강조하고 있다.

- **역사**

  자연적인 치료를 중요시 했던 유럽에서부터 그 기원을 찾아볼 수 있다. 자연의학이란 단어는 1895년 존 쉴(John Scheel)에 의해 사용되기 시작하였으며, 베네딕트 러스트(Benedict Lust, 독일 의사, 미국 자연의학의 아버지)가 19세기 말 독일에서 미국으로 이주하여 생활습관의 중요성을 강조한 자연주의에서 유래한 독일의 전통의학을 미국에 전파하면서 보편화 되었다.

- **기본 원리**

  인간은 육체, 정신 및 영혼으로 구성되어 있으며 인간의 구성 요소를 모두 중요시 한다는 개념인 전인론(holism)과 신체에는 고유의 생명력(life force)이 깃들어 있으며 이것은 최상의 건강을 이끌어낼 수 있는 자연치유력을 가지고 있다는 생기론(vitalism)을 기본원리로 하고 있다.

- **자연의학의 7가지 원칙**

  ① 해로움이 없어야 한다.

  ② 자연치유력을 믿는다.

  ③ 질병의 원인을 밝히고 치료한다.

  ④ 전인적으로 치료한다.

  ⑤ 건강법을 교육하고 가르친다.

  ⑥ 예방이 최선의 치료다.

  ⑦ 건강과 안녕을 확립한다.

(2) 대체의학의 특징

대체의학의 범주에 포함시킬 수 있는 수 백 가지 대체요법 중에는 "내 손이 약손이다."라는 할머니의 손도 있고, 현대과학이 미처 받아들일 수 없을 정도로 앞선 이론을 바탕으로 하는 요법들도 있다. 그리고 그것들이 가진 분명한 사실은 동양과 서양의 전통의학에는 많은 지혜와 유용한 정보들이 내재되어 있다는 것이다.

현대의학이 주류의학으로 등장하기 전, 인류의 질병극복의 역사 속에는 역사적 전통과 풍부한 경험적 근거를 가진 원시시대의 샤머니즘, 고대의 아유르베다의학, 중의학 및 고대 그리스의 히포크라테스의학 등이 존재해 왔다. 따라서 대체의학(요법)은 매우 광범위하고 다양한 영역에 걸쳐 있고, 대체로 4가지의 공통적 특징을 가지고 있다.

첫째, 인간은 자체적인 치유능력을 가지고 있다는 신념을 가지고 있다.

인간의 모든 질병과 고통은 자연치유능력으로 면역력을 회복하고 증강시켜 건강을 복원한다는 의미이다.

둘째, 대체의학은 육체적·정신적·정서적 및 사회·심리적 건강, 생활형태 및 식습관 등이 서로 밀접하게 관련되어 있다는 전인주의 건강관을 취하고 있다. 따라서 대체의학은 특정 질환을 치료하는 데 초점을 맞추기 보다는 인간을 둘러싼 모든 영향요인들의 균형을 바로잡는 데 역점을 두고 있다.

셋째, 인체에 위해를 가장 적게 미치는 방법을 우선적으로 이용한다. 즉, 대체의학은 화학약품을 이용하여 단순히 증상을 억제하기 보다는 심신이완, 운동, 식이요법 등과 같이 부작용이 적게 발생할 수 있는 자연적인 방법 등을 주로 이용한다.

넷째, 현대의학에서 일차적인 중요성을 두지 않거나 소홀히 여겨지는 영적인 건강함, 종교적 가치 및 인식체계 등을 매우 중시한다.

최근 전 세계적으로 의료재정 문제가 심각한 수준에 이르고 있다. 따라서 이러한 특성을 가지고 있는 대체의학(요법)이 꾸준히 활용된다면, 의료비 측면에서 긍정적인 효과를 얻을 것으로 기대된다.

Tips of story 5

고대의 샤머니즘

고대인들은 질병을 사악한 영의 작용이라고 생각해서 전통적으로 힐링을 담당해 온 샤먼(주술사)을 찾아갔다. 샤먼들은 질병을 앓고 있는 사람의 힐링을 돕기 위해 춤, 노래, 스토리텔링 및 그림 등을 이용하여 영적인 세계와 다양한 형태로 의사소통을 했다. 사람들은 샤먼이 인간과 신의 세계 사이에서 중재자 역할을 하고, 죽은 자들의 영역으로 내려갈 힘을 갖고 있어서 그의 영혼이 환각 상태에서 4차원으로 여행을 한다고 믿었다. 샤먼은 몸–마음–영혼을 개별적으로 본 것이 아니라 통합된 전체의 일부분으로 봄으로써 질병에 걸린 사람들의 회복을 도왔던 것이다.

Tips of story 6

그리스의학

아스클레피온은 고대 그리스의 코스(Kos) 섬에 뿌리를 두고 있는 힐링 보호구역(오늘날 요양원과 유사한 형태를 취하고 있었음)으로 의학의 신으로 추앙받던 의사 아스클레피오스를 따서 이름이 붙여졌다.

아스클레피오스는 그리스신화 속에서 아폴로와 요정 코로니스(Coronis)의 아들로 알려져 있다. 그는 긴 뱀이 칭칭 휘감고 있는 나무 막대기를 들고 있는데 WHO의 상징에 뱀이 포함되어 있는 것과 무관하지 않다.

그리스에서는 생명력은 내부환경(혈액과 체액의 흐름)뿐만 아니라 외부에서 얻어진 요소에 의해 유지된다고 믿었다. 즉, 4원소가 특정한 4성질(습, 열, 건, 냉)에 대응하여 전체 우주를 구성하며 4성질이 평형을 이룰 때 우주의 조화와 소우주(인간)의 건강이 유지된다고 여겼다.

WHO 마크

Tips of story 7

침술

침술은 몇 천 년 동안 중의학의 중요한 부분을 차지하여 왔다. 침술 치료의 목적은 지나친 양기나 음기를 뽑아냄으로써 적당한 균형을 유지하는 데에 있다. 그리고 그것을 통해 외부의 에너지가 들어갈 수도 있다. 침술에서는 미리 처방된 다양한 깊이의 긴 바늘을 꽂는다. 몸을 가로지르는 12경락을 따라 365개의 경혈 어디든지 침을 꽂을 수 있었고 생명력인 기(氣)를 보냈다. 침술에서 각 혈은 특정 장기와 연결되어 있어 실제로 모든 병과 허약함을 침으로 치료할 수 있다고 믿었다.

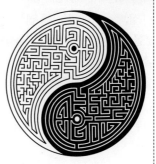

음과 양의 조화

Tips of story **8**

도교

도교는 BC 6세기 때 살았던 노자의 가르침에 뿌리를 두고 있다. 도교의 핵심 경전은 도덕경이며, 도교에서는 물아일체의 상태가 되면 사물의 본질과 역할을 이해할 수 있다고 가르친다. 또 지혜로운 자는 무욕의 상태를 추구하면서 자연의 순리를 거스르지 않는다고 가르친다.

Tips of story **9**

아유르베다의학

아유르베다의학(Ayurveda medicine)을 신봉하는 인도에서는 인간을 자연의 일부라 생각했기 때문에 인간이 주위 환경과의 조화와 균형을 이루는 것을 중요하게 여겼다.

최근 미국을 비롯한 전 세계인들이 아유르베다의학에 매력을 느끼는 이유는 첫째, 수명의 연장 만큼 삶의 질을 중요하게 여긴다는 점, 둘째, 인간애를 중요하게 여긴다는 점, 셋째, 환자의 말도 경청한다는 점 등이다.

아유르베다의 3가지 기본 원리는 인간은 누구나 자연치유력을 가지고 있다는 것과 인간은 신체, 감각, 마음 그리고 영혼 4가지로 구성되어 있다는 것, 사람의 몸은 3가지 기운(공기, 불, 흙)이 혼합되어 체질을 구성한다는 것이다.

Tips of story **10**

자연치유력

의학의 아버지인 히포크라테스의 가르침 가운데 "자연의 치유력을 도와라."가 주는 의미는 인간이 지니고 있는 면역능력을 강화시키면 자연히 건강이 유지됨을 암시하는 말이다. 인간의 몸은 스스로 치유하려는 자연치유력(healing power of nature)을 가지고 있으며, 이러한 자연치유력 향상을 위해서는 약물이 아닌 삶(life style)의 균형, 즉 섭식, 운동 및 심리의 세 가지 영역의 균형과 조화가 매우 중요하다. 그렇게 되었을 때 인체는 면역능력이 향상되어 질병에 노출되지 않을 뿐만 아니라 노출될 경우에도 방어하거나 치유할 수 있게 된다.

따라서 사람의 몸에서 일어나는 치유의 과정은 환자의 자연치유력 덕택으로 그렇게 되는 것이지, 의사나 치료사가 치유해 주는 것이 아니다. 그래서 의사나 치료사는 자연치유가 자연스럽게 일어나도록 도와주는 보조역할임을 강조한다.

면역

면역(immunity)은 질병을 면한다는 뜻으로 전염병이 창궐하는 가운데 살아남은 사람은 동일한 질병에 다시 걸리지 않는다는 사실, 즉 감염에 대해 저항을 가진다는 의학적 경험과 역사적 관찰에서 알려진 것이다. 질병은 인간보다 훨씬 빠르게 번식하는 장점을 가진 미생물에 의해 발생한다. 이에 대응하여 인체는 방어를 잘하고 전념할 수 있는 세포들을 집중적으로 보강하고 강화하는데, 이들이 면역계를 이루게 된다.

면역세포들이 상호 협력하여 효과적으로 방어체계를 이루는 과정을 간단히 요약해보면 다음과 같다.

체내에 침입하면 대식세포(macrophage)가 바이러스를 직접 공격하여 잡아먹으면서 바이러스에 대한 정보를 수집

▼

대식세포는 T-임파구에게 바이러스에 대한 정보를 제공

▼

정보를 받은 T-임파구는 다시 B-임파구에게 이 정보를 전달하여 항체(antibody)를 생산할 것을 명령하는 동시에 자신도 바이러스를 공격

▼

명령을 받은 B-임파구는 항체를 생산하여 바이러스를 무력화시킴

외부로부터 바이러스가 침입해 들어오는 순간부터 대식세포에 의해 시작되는 면역작용은 체내에서 매우 조직적이고 즉각적이며 적절하게 전개된다.

(3) 서양의학과 대체의학의 비교

현재 서양의학(현대의학) 치료의 대부분은 화학적인 약품에 의한 것으로 증상을 억제하거나 완화하는 것이 일반적이다. 그러나 대부분의 대체요법은 약품에 의한 치료보다는 자연치유 능력을 자극하는 전인적 치료법을 택하고 있다.

서양의학과 대체의학의 차이점을 요약하여 [표 2-2]에 정리해 놓았다.

✳ 표 2-2 서양의학과 대체의학의 비교

서양의학	대체의학
분자, 세포, 조직 및 장기 등을 3차원 수준에서만 다루는 의학이다.	인간을 구성하는 3대 요소인 육체적 구조, 에너지적 구조 및 마음 등 3가지를 따로 따로 생각하지 않고 통합적으로 다루는 전인적 의학이다.
인체는 우주 공간이나 환경과는 아무런 상관관계를 갖지 않는다고 보는 의학이다.	육체라는 3차원적인 존재 이외에 4차원 이상의 것을 다루는 의학이다.
인체는 물질만으로 이루어진 것이라 생각하며 눈으로 볼 수 없는 에너지 혹은 정신 현상 등을 아무런 의미가 없다고 생각하는 의학이다.	전체 속에 부분이 들어 있고, 부분 속에 전체가 들어 있다는 홀로그램 모델을 이용한다.
인체도 기계와 같은 것으로 생각하여 인체를 물리학의 기계 논리로 설명하고, 조직 및 장기를 부품처럼 생각하여 고장난 장기만 치료하면 된다고 생각하는 의학이다.	질병을 진단할 때 인간과 환경과의 관계를 중요시하고 또한 환자를 치료할 때 환자가 갖고 있는 고유의 자연치유력을 중요시하는 의학이다.
눈에 보이지 않고 측정할 수 없는 인체 에너지, 마음, 감정 등의 존재를 인정하지 않는다.	마음이 건강의 유지, 질병의 원인 및 질병의 치료에 매우 중요하게 작용한다고 생각하는 의학이다.

3 회귀의학의 등장

대체의학은 현대의학이 만성퇴행성질환 치료와 신종 바이러스 퇴치에 한계를 드러내기 시작하면서 우리 인류 곁에 돌아온 회귀의학이라 할 수 있다.

(1) 대체의학의 등장 배경

대체의학은 선사시대 짐승이 상처를 입었을 때 몸을 부비는 행동이나 풀을 뜯어 먹는 모습에서 시작되었다.

고대 메소포타미아 지역에서는 몇 백종의 식물, 광물, 동물의 성분이나 분비물이 치료제로 사용되었다. 그리고 유대인들은 탈무드를 통해 섭생을 종교적 규범으로 삼아 건강관리에 식이요법을 이용하였다. 그리스의 히포크라테스는 건강이란 생명체 내에 본래부터 존재하는 자연치유력에 의해 유지된다는 점을 강조하였다. 중국에서는 식물의 잎, 열매, 뿌리를 질병치료에 이용하는 약초요법과 경혈점에 침을 꽂아 에너지의 균형을 이루게 하는 침술이 발달하였다(중의학). 인도에서는 아유르베다 철학을 근거로 하는 요가와 명상 등이 발달하여 오늘날 대체요법으로 활용되고 있다(아유르베다의학). 이와 같이 선사시대와 고대시대에는 자연치유력을 바탕으로 한 대체요법이 병이 든 사람들을 치료하는 주류의학의 역할을 하였다고 볼 수 있다.

중세는 십자군 원정에 따른 흑사병의 만연으로 유럽 인구의 1/4 가량을 잃으면서 전염병과 공중보건 정책에 대한 개념이 성립되었으나 과학과 신비주의가 기묘하게 혼재했다.

르네상스의 '재생'의 시대는 고대 로마와 그리스 문화로의 회귀를 의미하며, 인체와 질병에 대해서도 체계적이고 과학적인 탐구가 시작되어 의술의 발달에도 기여하였다.

'과학혁명의 시대'라는 이름이 붙여진 17세기 이후 분자생물학을 과학적 신조로 삼고 있는 생의학적 모델(biomedical model)이 서양의학에 등장하였다. 질병에 대한 생의학적 접근법은 18세기 예방접종의 발견에 힘입어 현대의학의 지배적인 위치를 더욱 확고하게 만들었다. 19세기에는 세포병리학이나 실험의학의 등장으로 인체를 질병의 대상으로 인식하는 환원주의를 등장시켰으며 이어서 임상의학의 전개는 오늘날 생의학적 현대의학의 기초가 되었다. 즉, 수술기법의 본격적인 발달, 제약회사의 등장으로 인한 화학약품의 개발 및 약물의 대량생산으로 화학약물과 수술로 쉽게 병이 치료될 수 있었다. 특히 백신의 발견으로 대부분의 전염병이 퇴치되어 인류의 평균수명이 연장됨으로써 최근 200여 년 동안 현대의학은 전성기를 맞이하는 듯 보였다.

그리고 산업혁명(18세기 후반) 이후, 과학과 기술의 발달은 산업화와 도시화를 가속화시켰다. 그 결과 인류는 어느 시대보다도 풍부한 물질문명의 혜택을 누릴 수 있게 되었다. 그러나 과학기술의 발달에 발맞추어 생태계의 파괴가 심화되고 핵무기의 위험이 커져가며 더욱 심화되는 국가 간, 개인 간의 빈부 격차 등은 사람들에게 미래에 대한 불안감을 가져다주었다. 이런 이유로 많은 사람들이 과학과 기술, 합리적 이성과 사고에 대한 회의 내지 반발심을 가지게 되었고 이는 신과학(new science) 운동의 단초가 되었다.

게다가 20세기 말부터 현재까지 약품과 수술에 의존하던 현대의학은 만성퇴행성질환의 효과적 관리에 한계를 보이기 시작하였다. 이는 데카르트의 기계론적 우주관을 받아들인 현대의학이 질병에 대한 심리적, 사회적 및 환경적 조화와 균형을 무시한 결과로 보여진다.

특히 1970년대 초반에는 미국과 중국이 수교를 맺고 중국의 침술이 미국에 소개되면서 대체요법에 대한 관심이 일어나기 시작하였다. 미국은 1992년 국립보건원(NIH) 산하 대체의학국(OAM)을 설립하여 대체의학에 대한 관심과 연구를 시작하였고, 후에 국립 대체의학센터(NCCAM)로 승격되자 해마다 대체요법에 대한 과학적 연구(대체요법의 과학적 입증)에 투자하면서 대체의학 발전의 모델이 되고 있다.

더불어 개인, 국가, 사회적으로 의료비 부담이 늘어나고 생의학적 접근법에 기초한 서구의 정통의학(현대의학)의 치료방식에 염증을 느끼는 사람들이 증가하면서 자연치유에 대한 인식이 확산되고 대체요법에 대한 관심이 세계적으로 증가하고 있다.

Tips of story 12

르네상스 재생의 시대

중세의 암흑기에서도 사회, 정치, 문화는 꾸준히 발전하여 14세기 중엽에는 르네상스라 알려진 근대 유럽 문화의 기반이 된 혁명적인 문화운동이 시작되었다. 피렌체의 화가이자 건축가, 문학자인 밧사리(Giorgio Vasari, 1511~1574년)는 이 시기를 '재생'의 시대라고 불렀다.

의학 분야에 기여한 초기의 인문주의자들을 '르네상스인'이라 부른 것은 충분한 역사적 정당성이 있다. 그들은 의학과 관련하여서는 히포크라테스와 자연에 대한 개방적인 관찰을 중시했다. 예를 들어, 레오나르도 다빈치는 인체 해부에 관심을 갖고 해부학 발전에 큰 공헌을 하였다.

17세기 과학혁명의 철학 사조

• **데카르트의 이원론적 철학과 뉴턴의 고전물리학적 사고**

데카르트(Rene Descarte, 1596~1650년)의 '방법서설(1637년)'은 수학적 방법론의 일반화와 세계에 대한 기계론적인 사고를 지지하고 있다. 데카르트는 일반적으로 자명한 관념으로부터 출발하여 직관적으로 자명한 진리에 도달하였으며 그로부터 세계의 현상을 연역해 내었다.

베이컨(Franvis Bacon, 1561~1626년)은 데카르트처럼 과학을 실용적인 관점에서 생각하였다. 그는 인류가 계속 발전하고 있으며 과학적 노력의 결과로 더 큰 이익을 얻을 수 있다고 보았다.

신과학운동의 선구자 : 프리초프 카프라

신과학운동의 선두주자인 프리초프 카프라(Fritjof Capra)는 기계론적인 과학과 사상을 넘어서는 현대물리학의 사상체계를 설명하기 위해 시스템이론(system theory)을 만들어 냈다. 시스템이론은 구성요소 각각의 특성을 연구하는 대신 구성요소들이 서로 얽혀서 전체적으로 시스템을 이루어 가는 원리를 기본개념으로 한다.

신과학운동은 서구의 합리주의나 기계론적인 세계관이 아닌 전체적이고 연관적인 사고로의 변화를 추구하기 위한 운동이다.

(2) 대체의학의 필요성과 역할

현 인류는 무병장수(well-being) 실현을 위해 넘어야 할 두 가지 큰 장벽에 직면해 있다. 하나는 생활수준의 향상과 사회의 현대화로 증가하고 있는 만성퇴행성질환의 치료가 힘든 것이고, 또 다른 하나는 항생제 남용으로 면역력이 감소되어 전염성 질환에 노출될 때 치명적인 결함을 보이고 있는 것이다.

선사시대 인류의 수명은 몇 세였을까? 구석기와 신석기시대의 유골을 조사해 보면 당시 인간의 수명은 20~30세였음을 알 수 있다. 가장 큰 이유는 전염병이 자주 발생하였기 때문인데, 많은 전쟁과 침략이 전염병의 유행을 더 부채질하였을 것이다. 알렉산더 대왕이 BC 4세기 메소포타미아를 침공하다 겪은 마지막 질병인 오한도 말라리아로 추정된다.

　　중세 말기 십자군 전쟁의 결과로 전파된 흑사병은 유럽 인구를 1/4이나 감소시킨 큰 재앙이었다. 16세기에는 발진 티푸스와 디프테리아, 천연두와 홍역 등 많은 전염병이 유행하였고, 17세기와 18세기에도 유럽의 여러 나라와 도시에서 전염병이 만연하였다. 19세기말까지 사람들의 숱한 생명을 앗아갔던 천연두, 콜레라, 디프테리아와 같은 전염병은 20세기에 들어서자 대부분의 나라에서 드문 질환이 되었다. 오랫동안 가망이 없었던 다양한 감염질환이 항생제 덕분에[그림 2-6] 해결됨으로써, 선사시대와는 비교할 수 없을 정도로 평균 수명이 연장되기 시작한 것이다.

　　하지만 최근 들어 돌연변이 세균이나 슈퍼 바이러스의 등장으로 현대의학은 전염병 퇴치에 지속적인 실패를 하고 있다. 2015년 5월 한국을 강타한 메르스에 대한 기억이 생생하다. 이는 인류의 평균 수명을 늘리는 데 큰 기여를 한 항생제 남용에 따른 면역력 감소가 원인으로 보인다. 게다가 현대인은 운동부족과 풍부해진 먹거리로 인해 만성퇴행성질환의 문제를 함께 겪고 있다. 이러한 현상은 한국에만 국한된 문제가 아니므로 전 세계적으로 함께 긴장하고 고민해야 할 일이다.

　　이렇듯 현대의학이 만성퇴행성질환 치료나 신종 바이러스 퇴치에 한계를 드러내기 시작하면서 역사적으로 한 때는 주류의학이었던 대체의학이 우리 곁에 회귀하였다. 즉, 21세기는 질병 치료 중심인 현대의학에서 질병 예방중심인 대체의학의 도움을 필요로 하게 되었고, 대체의학의 역할에 대한 기대감이 커지고 있다.

　　이러한 시점에서 대체요법을 이용하고자 하는 소비자들의 권익과 안전을 위해서는 합리적이고 객관적인 교육과 연구, 제도적인 뒷받침을 병행하면서 단계적으로 정착시켜야 할 것이다. 따라서 우리나라도 미국의 NCCAM과 같은 대체요법의 안전성과 효율성을 과학적으로 뒷받침할 기구가 조속히 마련되어야 한다.

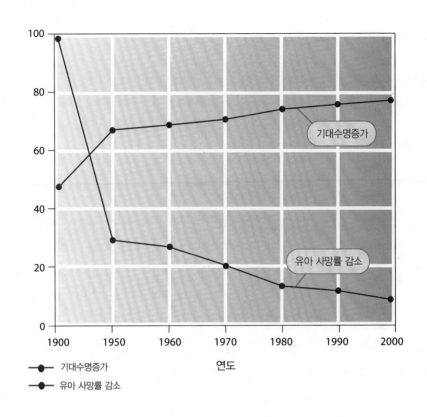

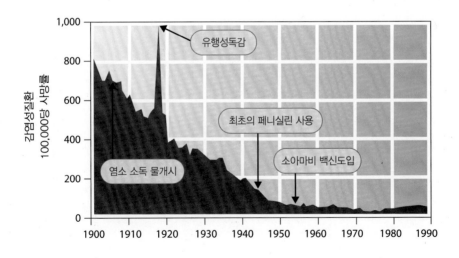

[그림 2-6] 백신이나 항생제 개발에 따른 영아사망률 감소에 대한 평균 수명연장

(3) 대체의학 관련자들의 올바른 자세

대체요법들 대부분이 부작용이 적다고 생각되나, 현대의학에서와 마찬가지로 자연 추출물을 대량으로 사용할 때 건강에 위해를 끼칠 우려가 있다. 침술과 같이 객관적으로 타당성이 인정된 것은 소수에 불과하며 과학적으로 검증되지 않은 것이 대부분이고, 각 나라나 문화권마다 산재해 있는 전통적 의술(대체요법들)과 이론을 하나의 범주 안에 넣어 놓았을 뿐이다. 따라서 대체의학 관련자들(학자와 요법사들)은 다음 사항들을 꼭 염두에 두고 올바른 자세를 취해야 한다.

첫째, 대체의학이 서양의학과 동양의학의 한계점을 뛰어넘어 해결사 역할을 하는 우수한 의학이 아니라는 점, 둘째, 대체의학이 만병통치의 요법이라고 착각하지 말아야 한다는 점, 셋째, 환자에게 제도권의 정통의학을 경시하는 분위기를 조장하지 말아야 한다는 점, 넷째, 대체의학이 비윤리적 상술에 악용될 수 있다는 점, 다섯째, 수혜자에게 임상적 피해를 입힐 수 있다는 점 등을 명심해야 한다.

현재 대체의학이 선진화된 국가에서는 서양의학의 한계를 극복하거나 보완할 수 있는 새로운 대안으로 정부기관의 지원을 통한 대체요법의 과학적 연구가 활발히 진행되고 있다. 이는 과학적으로 검증된 대체요법만을 정통의학에서 일부 받아들이겠다는 의미를 내포하는 것이다. 따라서 철저히 과학에 의존하는 현대의학의 철학을 이해하고 노력하는 참된 대체의학자들의 출현이 어느 때보다도 절실히 필요하다.

4 대체의학의 미래와 전망

과학문명이 발달하고 경제수준이 향상됨에 따라 질병의 양상과 사망의 원인이 크게 변모하여 이전에 많이 나타났던 영양실조나 급성질환에 의한 이환율이나 사망률은 급속히 감소되었다. 반면, 암이나 만성퇴행성질환의 유병률과 이로 인한 사망률이 점점 높아지고 있어서, 이에 대한 효율적인 관리가 요구되고 있다.

따라서 전 세계적으로 대체의학에 대한 무비판적인 열정에서부터 무조건적인 회의주의에 이르기까지 전 범위에 걸쳐 파장이 일어나고 있다. 대체의학에 포함되는 전통의료의 이용은 이미 개발도상국에서 광범위하게 이뤄지고 있으며, 대체의학의 이용은 선진국까지 급속하게 증가하고 있다. WHO는 각국 정부에 대체의학에 대해 1차 보건의료로서의 중요성과 자국 내 법적, 제도적 뒷받침을 해줄 것을 권고하고 있는데, 한국이 소속되어 있는 WHO 서태평양 지역의 소속 국민들은 1차의료에서 대체의학 이용률이 증가하는 추세에 있다.

대체의학의 미래와 전망에 대해 세계적인 대체의학에 대한 추이 변화 즉, 일반인과 의사의 대체의학에 대한 긍정적 인식의 증가, 국가의료비 경감 탈출구로 대체의학의 필요성 증가, 대체의학의 의료체계와 교육환경 조성, 대체의학의 장벽해소를 위한 대체요법의 과학적 입증노력 증가, 대체의학 관련 부가가치 상품개발의 활성화, 미국의 대체의학 발전 사례 및 통합의학체계로의 추세 등으로 예측해 보고자 한다.

(1) 대체의학에 대한 인식의 변화

1) 일반인들의 대체의학에 대한 긍정적 사고 증가

사람들은 왜 현대의학의 치료 효과에도 불구하고 대체의학의 치료방법(대체요법)을 선택하는 것일까?

사람들은 약물이나 수술과 같은 제도권의학의 치료를 받으면서도 대체요법을 혼용하곤 한다. 이렇게 현대의학적 치료에 대체요법을 혼용하는 이유는 대체의학의 전인주의 사상과 환자의 질병 치료에 대한 관점이 일치하기 때문이거나, 현대의학 치료법에 대한 만족감이 떨어지기 때문이다.

대체의학을 연구하는 학자들은 현대인들이 대체의학의 치료법을 선택하는 이유를 다음과 같이 제시하고 있다.

첫째, 대체의학이 포함하는 대체요법들은 자연친화적이란 점이다. 즉, 섭생에 있어서 가공된 식품보다는 유기농 식품을 권한다는 것이다. 둘째, 대체의학에서 생명 현상은 물질의 기능 이상으로 생명원리에 의한다는 생기론(生氣論)이나 신체의 자연치유력을 근거로 한다는 것이다. 셋째는 대체의학이 전인적인(신체적, 정신적, 영적, 감정적 건강의 연결) 개념을 포괄하고 있는 인간친화적이라는 점이다. 질병이란 인간 삶의 균형이 깨져 생긴 결과이므로 질병에 대한 신체의 자연적인 저항력(면역능력)을 높임으로써 치료할 수 있다는 견해를 가지고 있다는 것이다. 넷째, 대체의학이 의과학, 종교, 영적인 것을 연결하는 가교 역할을 함으로써 환자와 자연과 우주를 연결해주어 신체적인 것과 영적인 면을 다면적으로 만족하게 해준다는 점이다.

특히 서구인들의 자연요법에 대한 선호도와 웰빙 바람은 건강과 질병치료에 대한 새로운 시대적 요구를 불러 일으키고 있으며, 이것은 대체의학 시장이 활성화되는 계기가 되고 있다. 웰빙은 바쁜 일상과 인스턴트식품, 스트레스로부터 건강한 육체와 정신을 추구하는 라이프 스타일을 말하며, 요가·스파·피트니스 클럽을 즐기고 자기 자신의 정신적, 신체적 건강을 책임지려는 경향이 두드러지는 현상을 말한다.

서구인들의 자연주의에 대한 회귀가치관은 질병을 '치료'에서 '예방'으로 방향을 전환하려는 선진국 정부의 공공의료정책과 시민의식이 융합되어 있다. 그리하여 대체의학의 각 분야인 침술, 요가, 참선 등 비약물요법과 건강보조식품, 천연물 등에 대한 소비지출이 증가하고 관련된 산업시장이 점점 커지고 있다. 따라서 이에 따른 법률과 제도 등이 필요하고 미국, 유럽연합 등 각국에서는 이미 천연 식물자원에 대한 새로운 관리기준과 제도를 마련하고 있다.

2) 일부 현대의학 의사들의 대체의학에 대한 긍정적 태도 증가

현대의학적 치료의 주체인 의사는 대체의학에 대해 어떠한 인식을 가지고 있을까? 많은 의학박사들과 정골요법 의사들은 영적인 치료와 대체의학 보급에 대해 수용적인 태도를 보이고 있다. 조사보고에 의하면 미국 내 50%의 일반 의사들이 대체의학적 치료(대체요법)를 선택적으로 사용하거나 환자들에게 추천하고 있다. 대체의학(요법)을 사용해본 대부분의 의사들은 치료에 효과가 있다고 긍정적으로 생각하고 있으며, 치료법에 대해서도 더 배우고 싶어하는 등 대체로 대체의학에 긍정적인 태도를 보이고 있다. 또한 많은 병원에서 통합 의료프로그램에 대체요법을 추가하고 있고 보험회사들도 대체의학적 치료서비스까지 치료의 범위를 확대시키고 있다. 또한 정신의학전문가들도 치료목적으로 식이요법을 함께 사용하기 시작했고, 미국의학협회는 구성원들에게 대체의학의 과학적 평가에 관심을 갖도록 격려하는 성

명서를 발표했다.

　따라서 미국에서는 의사들이 대체의학교육에 참여하여 대체요법 연구를 활발히 수행한 결과 마음, 몸, 정신 및 건강한 생활방식(좋은 영양, 육체적 운동, 스트레스 관리, 편안한 수면 등)이 치료 시 어우러질 필요가 있다는 사실을 인지하게 되었다. 그리고 아유르베다의학, 자연치유시스템 또는 신체의 체질에 기초한 긍정적인 건강습관이 환자들에게 좀 더 빠른 회복을 안겨준다는 사실도 인지하고 있다.

　또한 많은 의학박사들과 접골요법의사들은 전인적인 삶의 방식과 연구 결과에 기초한 명상, 요가, 영양제, 마사지와 같은 유익한 촉진요법을 받아들이기 시작하였다. 그리고 역시 많은 의사들이 카이로프랙틱, 명상, 요가, 마사지, 생체자기제어 및 침술과 같은 대체요법의 유용성을 인정하며 그들의 병원에서 통합의학적인 치료방식을 채택하고 더 확대할 계획을 시행하고 있다.

3) 국가 의료재정 압박의 탈출구로 대체의학의 필요성 증가

　국민의료비 및 보험재정으로 압박을 받는 선진국에서는 의료재정 절약차원에서 대체의학을 지원하고 있다. 그 이유는 약초 및 자연요법 활용을 통해 단순질환 치료에 적용되는 사회적 의료비용을 절감하고자 하는 것이다. 즉, 미국이 공공의료에 대체의학을 접목시키는 근본적인 이유는 대체의학을 통해 기하급수적으로 치솟는 국민의료비의 절감 효과를 기대하고 있기 때문이다.

4) 대체의학의 장벽해소를 위한 노력 증가

　최근 전 세계적으로 대체의학에 관한 관심이나 연구열이 점점 고조되고 있다. 그러나 대체의학을 연구하는 학자들은 이것이 제도권 안의 의료계가 널리 받아들이고 인정한다는 뜻이 아니라, 관찰과 연구의 길을 조금씩 열어가고 있는 점진적 단계임을 잊어서는 안된다.

　현재 대체의학이 가장 잘 발달되어 있는 미국의 경우에도 대체의학 사용에는 몇 가지 장벽이 있다. 대체의학 치료에 대한 의료보험이 적용되는 범위가 늘고는 있지만 아직도 적용되지 않는 부분이 많으므로 치료비용이 높다는 것이다. 또 다른 장벽은 대체의학에 대한 객관화된 정보나 지식의 부족으로 많은 사람들이 대체의학적인 치료법의 효과에 대해서 회의적이며, 혹은 대체의학 치료가 해롭지는 않을까 두려워하고 있기도 하다는 점이다.

　미국을 비롯한 의료 선진국에서 대체의학을 교과과정으로 택하고, 대체의학 연구에 많은 국가 연구비를 투자하고 있는 사실만으로, 대체의학을 의학계가 정식으로 인정하고 받아들인 증거라고 해석하는 것은 시기상조이다. 이는 "과학적으로 확인된 정보만을 정식 의학의 일부로 인정한다."는 인식하에 대체의학을 과학적으로 연구할 수 있는 토대를 만들어 연구의 기회를 제공하고 연구자들의 의욕을 고취시킨다는 것이지, 대체의학의 존재를 있는 그대로 받아들이고 있다는 뜻은 아닌 것이다.

그렇다면 대체의학을 사용하는 데 있어서 나타나는 장벽을 어떻게 해결할 것인가? 이러한 장벽의 해소를 위해서는 대체의학을 이용하고 있는 국가들이 정부 산하에 미국의 NCCAM과 같은 기구를 마련하는 것이 시급하다. 침술이 그랬듯이 우리 주변에 산재해 있는 다양한 대체요법들을 과학적 사고와 방법으로 검증해서 그에 대한 유용하고 객관적인 정보를 제시하는 것이 뒷받침되어야 한다.

대체요법으로 질병을 치료하고 건강을 증진시킬 수 있다고 주장하는 의학자들도 많이 있고, 대체요법으로 환자들을 치료한 경험이 있다는 시술자들도 많이 있다. 또한 대체요법 치료를 받고 나았다고 믿고 있는 환자들도 많으나, 과학적인 방법으로 검증되지 않은 부분이 상당히 많은 것 또한 사실이다. 그래서 대체의학을 연구하는 일부 학자들은 그러한 점들을 염려하고 경고하고 있다.

(2) 대체의학의 의료체계와 교육환경조성

각 국가별로 대체의학의 법률 및 제도와 분야별 발전 사항을 살펴보면 1986년 이전 14개 국이 법률 및 제도를 제정한 것을 시작으로 해마다 늘어나고 있는데 주로 약초제제 관련 법률이나 규정을 제정하고 있다.

WHO의 전통의학 전략에 의하면, 한 국가에서 현대의학과 대체의학에 대해 통합체계를 이루기 위해서는 다음 사항을 고려하여야 한다고 하였다. 첫째, 종합적이고 일관적인 국가 정책과 대체의학의 시술자와 제품에 대한 국가 법률이 있어야 한다. 둘째, 민간공공서비스를 포함하여 시술자, 치료법, 시술에 대해 모든 수준에서 규정과 등록을 종합적으로 관리해야 한다. 셋째, 대체의학에 대한 건강보험과 관련한 공식적인 국가 교육과정을 설립하고 국가 자격부여 계획을 세워야 하며 현대의학과 동등한 기준으로 연구기관과 연구과제에 연구비를 지원해야 한다.

또한 WHO의 CM/CAM Working Group 실무단은 전통의학과 대체의학의 역할 증대를 인정하며 회원국에 대하여 다음 사항들을 권고하였다.

첫째, 회원국들은 보건의료제도의 최우선 순위 중 하나로 통합보건체계의 개발을 고려해야하고, 전통의학·대체의학에 대한 최신의 WHO 결의문을 이행하여 가능하다면 통합보건체계 개발에 예산을 충당할 것을 장려한다. 둘째, 회원국들은 통합 활동을 지원하는 데 적절하고 충분한 자원이 배분되도록 장려한다. 셋째, 회원국들은 전통의학, 대체의학, 현대의학 모두가 통합보건의료체계에 기여한다고 공식적으로 인정될 수 있도록 노력하여야 한다.

이와 같이 선진국에서는 대체의학을 정책적으로 제도권화히어 국민 의료비 절감을 일부 실현하고 있고, 현대의학 의사들조차 통합의학으로 전환하려는 추세이다.

그러나 한국의 경우는 전통의학이나 대체의학은 아직 의료체계의 주변부에 머물러 있어 시술 시 여러 가지 의료법의 규제를 받고 있는 실정이다. 그러므로 우리나라에서도 대체의학에 대한 사회적 인식변화와 제도권 내 수용을 위한 정책적인 논의가 반드시 필요하다. 즉, 대체의학이 지향하는 전인적 치료법을 현대의학적 방법으로 검증하여 이를 현대의학과 통합하는 통합의학으로 의료체계를 발전시켜야 할 것이다.

세계 국가 가운데 교육환경 조성이 선진화되어 있는 사례와 우리나라의 경우를 비교해 보면 다음과 같다.

1) 미국

미국의 영향력 있는 의학 전문지인 'Journal of American Association'의 보고에 의하면 대체의학이 오늘날의 의학 가운데 단연 으뜸으로 성장하고 있다.

대체의학의 연구를 위해 하버드대학교, 듀크대학교, UCLA대학교, 애리조나대학교 등의 명문 대학교를 포함한 수많은 대학교에서 대체의학과 관련된 연구소 및 진료센터들이 만들어지고 있으며, NCCAM과 같이 대체의학만을 전문으로 연구하는 연구기관도 설립되고 있다. 또한 대체의학에 대한 전공의 및 전문의에 대한 교육도 점차적으로 실행되고 있기도 하다.

보수적인 의료보험 회사들도 대체의학과 관련된 치료비를 적어도 한 가지 이상은 지불하고 있어서 제도적 차원의 뒷받침도 증가하는 추세이다.

이러한 보고를 종합하여보면 미국에서는 대체의학이 개인적 차원을 넘어 정부, 보조기관, 의과대학, 연구소 등에서 진료, 교육, 제도, 연구 등 다각적인 측면으로 활발하고 지속적이며 적극적인 뒷받침이 이루어지고 있어 환자를 치료하는 데 있어서 현대의학과 더불어 중요한 자리를 차지해 나가고 있다는 것을 알 수 있다.

미국 의학협회(1998)에서도 "대체의학도 과학적 검증이 가능함을 보여주고, 모든 치료법의 효능, 안전성, 임상적용, 의미 있는 결과에 대한 근원적인 의문에 과학적 방법을 통해 대답하는 것이야말로 환자, 의사, 대체의학 시술자 모두에게 도움이 될 것이다."고 주장하고 있다.

2) 유럽

유럽은 의학체계가 현대의학과 대체의학 또는 현대의학과 동양의학이라는 식의 이분법으로 나누어져 있지 않았던 만큼 대체의학이 차지하는 위치가 현대 정통의학과 더불어 오래전부터 자연스럽게 공존해왔다. 유럽의 대표적인 대체요법에는 식물요법(phytotherapy), 동종요법(homeopathy), 인지학적의학(anthroposophic medicine)이 있으며 1980년대부터는 동양의 침술도 본격적으로 널리 시술되고 있다. 유럽 또한 대체의학에 대한 관심이 고조됨에 따라 해마다 대체요법을 찾는 환자가 증가하고 있으며, 동종요법(homeopathy) 전문대학(글래스고대학 등)이 있어 의사들의 교육을 담당하고 있다.

① 영국

1983년의 의료법에 따르면 영국의 의사는 환자에게 도움이 된다고 확신하면 어떤 형태의 대체요법도 사용할 수 있다. 영국의학협회는 "의사로서 대체요법을 사용하고자 하는 경우에는 관련단체에서 제공하는 적절한 훈련과정을 마쳐야 하며 시술자로서 등록을 필한 후에 사용해야 한다."라는 지침을 발표했다. 이와 더불어 정통의학에서 대체의학에 대한 훈련을 제공하는 사례가 급속히 늘어났으며 의학대학 중 대체의학 관련 강좌를 개설한 비율이 급속히 증가하였다. 제도적 측면에서 영국은 공영의료기관 시스템이 잘 발달되어 운영되고 있는 나라로서 대체의학의 주류인 식물요법(phytotherapy), 침술(acupuncture), 동종요법(homeopathy) 외에도 여러 종류의 대체의학에 대한 치료비를 국가 의료보험에서 오래 전부터 지불하고 있다.

그러나 뉴잉글랜드 저널(1998) 사설을 보면 "의학에는 오직 철저히 검증된 의학과 검증되지 않은 의학이 있을 뿐이다. 주장, 추측, 증언 같은 것이 증거로 인정되어서는 안된다. 대체의학도 정통적 치료법과 똑같이 과학적 검증을 거쳐야 한다."고 주장하고 있어 그 한계에 대한 지적도 나오고 있다.

② 독일

독일은 연방복지부 산하 6개 연구소 중 '약제 및 의료기구 연방연구소'가 있어 대체의학을 등록하고 시술하는 보장을 받을 수 있다. 대체요법을 시술하기 위해서는 각 대학과 여러 관련 전문 학회에서 일정한 수련 후 자격증을 발급받아야 한다. 독일연방의사(병원)협회는 이러한 자격증을 가진 의료인들의 치료행위를 인정하며 대체요법의 치료를 받은 이들은 보험을 청구할 수 있다. 그리고 독일의 보험회사들은 식물요법(phytotherapy), 동종요법(homeophthy), 침술(acupuncture), 카이로프랙틱과 정골요법 등 여러 종류의 대체요법에 대해서 오래 전부터 보험금을 지불하고 있다.

3) 한국

우리나라의 경우 2008년에 전국 41개 의과대학 중 약 30개 의과대학에서 대체의학, 통합의학이라는 제목으로 강좌를 개설하여 강의와 연구를 진행하고 있다. 2001년에 국내 최초로 의사, 한의사, 치과의사와 같은 의료인만이 입학할 수 있는 대체의학 대학원이 포천중문의대(현 차의과대학)에 설립되어 해마다 석사와 박사를 배출하고 있다. 그 다음 해인 2002년에는 경기대학교에서 특수대학원의 형태로 일반인을 대상으로 대체의학 대학원 과정을 설립하여 해마다 대체의학 석사를 배출하고 있으며, 2009년에는 일반대학원에 박사과정을 신설하여 대체의학 박사도 배출하고 있다. 현재는 차의과대학과 경기대학교 외에도 선문대학교, 전주대학교, 광주여자대학교 등 대체의학 대학원 교육과정이 점차적으로 증가하고 있다.

(3) 대체의학 관련 부가가치 상품개발의 활성화

한국, 중국, 대만, 필리핀, 인도 등은 수천 년간 질병치료를 통해 얻어진 전통의학의 치료기술, 약용식물의 이용지식, 침술 등의 대체의학지식을 과학화하여 산업화할 수 있는 고유의 지적재산으로 보고 있다. 그리고 이러한 자국의 전통의학 지식 및 천연물을 통해 만성난치성 질환을 치료하는 방법과 물질을 추출하는 연구개발을 진행하고 있다.

100세 시대의 고령화 추세에 세계 각국은 노인 의료비 부담을 줄이기 위해 질병치료의 시대에서 질병예방의 시대로 바뀌어 가고 있으며 미국, 유럽 등의 선진국들은 식품을 통해 이를 준비하는 모습을 보이고 있다. 미국, 유럽연합 등 각국에서는 이미 천연식물자원에 대한 새로운 관리기준과 제도를 마련했다. 특히 미국은 건강기능식품 건강교육법(dietary supplement and health act, DSHEA, 1994), 식물성 제약생산규정(guidance for industry: botanical drug product, BDP, 2004) 등의 관리기준으로 건강기능식품 시장이 활성화되고 있다.

21세기에 접어들면서 생명과학의 발달, 건강에 대한 욕구증대, 생활수준의 향상 등으로 현대인들의 건강에 대한 관심이 높아지고 있다. 특히 고령화 사회로의 진입, 식습관에 기인하는 만성질환의 증가, 식품의 유효성분에 의한 건강 증진 및 질병 예방의 효과 등이 증명되면서 식품의 기능성 즉, 식품의 생체조절기능이 주목받고 있다. 그리고 소비자의 만족도를 고려한 다양한 기능성식품 소재를 활용한 건강기능식품 개발 역시 증가하고 있다.

건강기능식품 시장은 산업간의 융합에 의해 새로이 창출되는 대표적인 시장이다. 농업, 제약, 식품, 바이오, 생명기술 산업과 연구소, 대학과 전문가, 보건의료산업과의 융합으로 기존의 기술을 뛰어넘는 신기술이 개발됨으로써 시장은 더욱 커지고 블루오션의 영역이 펼쳐질 것으로 전망된다. 또한 건강기능식품은 고부가 융복합 제품으로 국가의 미래 성장 동력으로 기대 받고 있다. 따라서 앞으로는 한방, 양방 의약계와 식품산업계 간의 협력으로 미래의 큰 시장인 글로벌 시장을 준비해야 한다.

따라서 본 장에서는 세계 각국 건강기능식품(식이보충제)의 산업 규모 및 현황을 소개하여 대체의학과의 산업화 연계방안을 모색하는 계기를 마련하고자한다.

Tips of story 15

건강기능식품 정의

① 한국

건강기능식품 관련 법률에 의하면 건강기능식품이란 인체에 유용한 기능성을 가진 원료나 성분을 사용하여 제조(가공을 포함한다)한 식품을 말한다(법 제3조 제1호). 기능성이란 인체의 구조 및 기능에 대하여 영양소를 조절하거나 생리학적 작용 등과 같은 보건 용도에 유용한 효과를 얻는 것을 말한다.

② 미국

미 연방과학아카데미의 식품영양위원회(The food and nutrition board of the national academy of sciences)는 기능성식품을 그것이 포함하고 있는 전통적인 영양소를 넘어서 건강에 이익을 제공할 수 있는 수정된 식품 또는 식품 성분으로 정의한 바 있다.

③ 유럽

유럽은 기능성식품 프로젝트인 'functional food science in Europe(FUFOSE)'에서 제안한 기능성식품 정의를 일반적으로 사용하고 있다. 즉 기능성식품이란 과학적으로 인체에 하나 혹은 그 이상의 건강 향상을 목적으로 생산된 식품으로 그 효과가 증명된 식품이며, 건강을 촉진하거나 혹은 질병감염의 위험을 감소시키거나 예방하는데 도움을 주는 식품으로 정의하고 있다.

* 질병예방을 통해 무병장수를 실현하고자하는 대체의학의 목표와 일치한다고 볼 수 있다.

1) 세계의 건강기능식품 현황

세계의 건강기능식품 시장 규모는 점차 증가하여 2007~2013년까지 연평균 5.5% 수준의 지속적인 성장을 하고 있으며, 2015년의 세계시장 규모는 4,260억 달러(약 470조 원)로 전망되었다. 유럽의 경우는 유럽연합(EU)차원 프로젝트인 FUFOSE(Functional Food Science in Europe)를 진행중이며, 캐나다는 국립 농업식품 의학연구소인 NCARM(National Centre For Agri-food Research in Medicine)을 통해 국가 차원의 차세대 미래성장 동력 산업으로 건강기능식품 산업을 키우고 있다. 국제 영양 산업시장은 우리나라의 건강기능식품보다 더 포괄적 개념의 식품들을 포함하고 있다. 비타민, 무기질, 허브, 식물추출물 등의 제품뿐만 아니라 체중감량식품, 스포츠음료, 기능성원료가 강화된 일반식품 등에 이르기까지 광범위하다.

① 미국

미국은 1990년 NLEA(Nutrition Labeling & Education Act, 영양표시교육법)를 제정하고, 식품에 질병발생위험감소기능(health claims)을 표시할 수 있도록 법적 기반을 마련하였다. 미국 전체 건강식품 시장은 2012년 기준 1,374억 불이었으며, 2015년은 1,781억 불에 이를 것으로 전망했다. 이중 건강기능식품(dietary supplements) 시장은 세계 최대 규모로 440억 불이며, 2020년까지 연평균 7%의 성장세를 전망하고 있다. 품목별 매출액을 보면 비타민(vitamin)류의 시장(106억 불, 2012년 기준)이 가장 크며, 그 다음으로 허브/식물(herb/botanical)(56억 불), 스포츠/영양(sports/nutrition)(40억 불) 품목 순이다. 시장 성장률을 보면 2012년 기준 식사 대용(meal replacement) 품목이 27.7%, 스포츠/영양(sports/nutrition) 품목이 15.9%로 높은 성장세를 보이고 있다. 미국 식품과학회(IFT)의 보고에 따르면 미국 기능성식품 시장의 키워드로 아동, 피토케미칼, 실버세대, 유기농, 스포츠, 저지방, 무설탕, 저인슐린, 글루텐 제거, 자연친화 등이 최근 화두가 되고 있으며, 성별, 연령, 인종, 소득수준 등에 따라 다양한 소비층이 형성되고 있다. 미국 건강식품산업 시장은 매년 6% 이상의 성장률을 보이고 있으며, 향후 10년간 5% 이상의 성장이 예상되고 있다. 이 중 건강기능식품의 시장규모는 전체의 약 33%에 해당하는 것으로 추산된다.

✽ 표 2-3 미국 건강기능식품 품목별 매출현황 및 성장률

단위: 십억 불, YoY%		2009	2010	2011	2012	2013	2014	2015	2020
비타민류 (vitamins)	매출액	9.1	9.6	10.0	10.6	11.3	11.9	12.6	16.3
	성장률	7.1	4.8	4.3	6.6	5.8	5.7	5.6	5.2
허브/식물 (herbs/botanicals)	매출액	5.0	5.0	5.2	5.6	6.0	6.4	6.8	9.2
	성장률	4.9	0.2	2.1	8.5	6.7	6.6	6.4	6.4
스포츠/영양 (sports/nutrition)	매출액	2.9	3.2	3.5	4.0	4.4	4.9	5.3	7.7
	성장률	5.5	9.2	7.2	15.9	11.0	10.2	9.2	6.9
무기질류 (minerals)	매출액	2.2	2.2	2.3	2.4	2.5	2.6	2.8	3.6
	성장률	5.4	3.7	2.3	5.4	4.3	4.9	5.2	5.0
식사 대용 (meal replacements)	매출액	2.7	2.8	2.8	3.6	4.1	4.7	5.3	8.6
	성장률	3.1	3.6	3.4	27.7	14.1	13.2	12.4	9.5
그 외 (specialty/Others)	매출액	4.9	5.2	5.5	6.2	6.6	7.1	7.7	11.4
	성장률	7.5	5.7	5.4	12.0	7.4	7.6	8.2	7.9
Totals	매출액	26.9	28.1	29.2	32.5	35.0	37.6	40.4	56.8
	성장률	6.0	4.4	4.2	11.0	7.7	7.6	7.5	6.8

② 캐나다

캐나다 국립연구소는 음식을 통하여 심장병, 암, 그리고 그 밖의 질병을 치료하는 연구를 하고 있다. 캐나다의 국립 농업식품 의학연구소(National Center for Agri-food Research in Medicine, NCARM)가 바로 그 곳이다. NCARM은 음식이나 식품으로 가공된 제품의 건강기능성을 연구하고, 문제가 되는 질병이나 건강을 유지하고 회복하는데 식품을 사용하는 연구를 위주로 해오고 있다.

③ 유럽

유럽의 건강기능식품 시장은 미국의 뒤를 이어 두 번째 순위를 차지하고 있다. 건강기능식품의 국가별 규모로는 독일이 가장 크고 다음은 프랑스, 영국, 이탈리아 순인 것으로 조사되었다. 전체 식품 시장은 아주 점진적인 성장을 보이는 반면, 건강기능식품 시장은 급성장을 보이는 등 대부분의 유럽연합(EU)국가들이 10년 전보다 2~3배 이상 고속 성장한 것으로 나타났다.

④ 중국

중국에서는 건강기능식품을 보건식품이라 칭하며, 위생부의 보건식품관리방법(1996)에서는 보건식품을 특정보건기능이 있는 식품이라 정의한다. 즉 '특정한 사람들이 식용하기에 적합하고 신체기능을 조절하는 기능이 있으며 질병치료를 목적으로 하지 않는 식품이다.' 라고 규정하고 있다. 중국의 건강기능식품(보건식품)은 최근 중국인의 생활수준이 향상됨에 따라 빠른 속도로 성장하고 있다.

⑤ 일본

식품의 영양성(1차)과 기호성(2차)에 생체조절성(3차성)을 강조하여 3차 기능을 주 기능으로 한 식품을 '기능성식품(functional food)'이라 정의한다. 생체방어, 신체리듬조절 등의 기능이 생체에서 충분히 발현될 수 있도록 설계하고 일상적으로 섭취 가능한 식품을 말하는 것으로 일본 보건 후생성(1991)에서는 보건용 식품(Food for Specified Health Use, FoSHU)이라는 법적인 용어를 만들었으며, 2001년 4월 보건기능식품(health functional foods)으로 제품형태의 범위를 확대하여 개정하였다. 일본은 건강기능식품 이용자의 폭이 넓어지고 있는 추세여서 시장 확대가 전망된다.

⑥ 한국

우리정부는 10여 년 전부터 건강기능식품산업의 육성정책을 펼쳐서 시장의 성장을 견인하여 2013년에는 국내시장 규모가 1조 7,920억 원으로 성장하였다. 선진국의 예처럼 우리 정부에서도 급속한 고령화로 인한 노인 의료비의 급증을 막고 질병예방을 통해 노인 의료비의 절감 및 삶의 질 향상을 위한 정책을 뒷받침할 수단으로 건강기능식품 시장을 활성화해야 한다.

우리나라는 1977년 식품위생법에 의한 영양식품을 시작으로 1980년대 후반에는 특수영양식품, 영양보충식품이 건강관련 식품제도의 기초가 되었으며, 2004년 1월부터 건강기능식품에 관한 법률이 시행되면서 본격적으로 건강기능식품 시대가 열렸다.

건강기능식품 시대에 와서는 건강기능식품의 기능성 내용, 일일섭취량, 원료의 표준화를 명확히 하면서 과학적 평가의 기틀이 마련되었고, 생리활성물질 탐색 등을 통해 안전성을 강화했으며 인체적용시험 등을 거친 다양한 기능성 원료들도 크게 증가하였다. 기능성 종류도 체지방 감소, 관절과 뼈 건강, 기억력, 소화기능 등으로 다양화되는 양상을 보이고 있다.

현재 우리나라에서 생산 및 유통되고 있는 건강식품류의 유형을 살펴보면, '건강기능식품공전'에서는 정제, 캡슐, 분말, 과립, 액상, 환, 젤리, 바 등과 같이 일상식사에서 부족하기 쉬운 영양소나 기능성 원료를 1회에 섭취가 용이하도록 제조한 보충제 유형에 대해서만 인정하고 있다.

앞으로 건강기능식품산업이 고부가가치 미래핵심동력산업으로 자리매김하도록 학계, 기업, 정부 모두가 다 같이 힘을 합쳐 노력한다면 국민에게 신뢰받는 건강기능식품 그리고 글로벌 경쟁력이 있는 건강기능식품산업으로 발전할 것으로 기대한다.

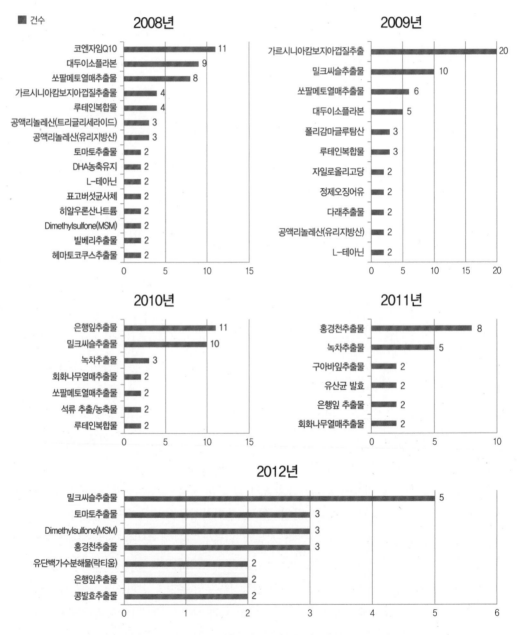

[그림 2-7] '08~'12년도 기능성원료 인정 현황(식약처, 2013)

(4) 미국 대체의학의 발전 사례

1) 복지프로그램의 발전

미국의 대체의학은 일반 직장 고용인들의 건강증진을 위한 사전조치로 질병의 예방을 위한 복지프로그램 개발 및 보급으로 발전의 계기를 마련하였다. 할버트 던(Halbert Dunn)은 직장 고용인의 복지프로그램을 통한 건강증진이 무엇보다 중요하다고 강조하였다. 1960년대와 1970년대에 운동과 영양을 통한 몇몇 복지프로그램의 운영으로 직장 고용인들의 고콜레스테롤, 고혈증, 심장병, 및 뇌졸중 등이 효과적으로 예방된다는 사실을 인지하게 되자 복지프로그램은 더욱 널리 퍼지게 되었다. 1990년대 많은 회사들은 직원들이 과체중을 줄이고, 담배를 끊으면 상여금을 지급함으로써 복지프로그램을 더욱 발전시켰다.

2) 건강촉진프로그램의 발전

의사 딘 오니쉬(Dean Ornish, 1990)는 생활습관의 변화가 심장병을 낫게 할 수 있다는 사실을 연구를 통해 입증하였다. 그 결과는 1990년대와 2000년대에 복지프로그램의 합법성을 제공해 주었고 복지프로그램이 더 확산되는 계기를 마련하였다. 작업장, 학교, 대학, 의학센터, 병원, 지역사회 등에 건강촉진프로그램을 시행하는 부서들이 설치되었다. 사람들은 직장 내 건강촉진프로그램의 운영으로 기분전환을 통해 정신적 스트레스를 해소하고, 지속적으로 운동과 식습관관리를 하게 되었다. 또한 정부차원에서도 백악관 내 대체의학 정책국(complementary and alternative medicine policy)을 설치해 건강촉진프로그램의 발전에 박차를 가하였다.

3) 대체의학 관리를 위한 국가적 차원의 센터 설치

미국국립보건원에서는 대체의학을 효율적으로 관리하기 위해 1992년 대체의학사무국(OAM)을 설치하였고, 그 기능을 더욱 확대하고자 1999년에는 NCCAM으로 승격시켰다. NCCAM의 승격 목적 가운데 하나는 대체의학과 관련된 각종 건강관리시스템 뿐만 아니라, 대체요법들을 과학적으로 조사하는 것이었다. 2004년 5월 국가적 차원에서 미국인의 대체의학 사용에 대한 결과를 발표했고, 2008년 12월에는 어린이의 대체의학 사용과 어른들의 대체의학 사용현황을 발표했으며, 2009년 7월에는 2007년에 미국인이 1년 동안 대체의학에 사용한 비용이 거의 340억 달러라고 발표했다.

NCCAM의 발표로 미루어 볼 때 해마다 대체의학에 쓰이는 비용이 증가하고 있는 추세인 것을 알 수 있다.

4) 백악관의 대체의학 위원회 구성

2000년 3월, 클린턴 대통령은 20명의 의사와 간호사, 포스트닥터, 대체의학 전문가로 구성된 대체의학 정책국을 조직하였다. 이 위원들은 입법부와 행정부에서 추천된 대체의학과 관련된 정책에 잠재적 이익을 분류하여 안전한 진행과 관리가 보장되도록 하였다. 이들은 18개월 동안 대체의학에 관한 1,000건의 보고서와 700개가 넘는 대체의학에 대한 검증자료들을 재검토하였다. 그리고 대체의학 전문가들간의 서로 다른 평가방법, 대체의학 전문가와 의사, 과학자, 대중들 사이의 소통을 가능하게 하는 방법에 대해 논의하여 연방정부에 보고하였다.

5) 미국 의료관리와 교육환경 조성

백악관 내 대체의학 정책국의 위원들은 대체의학과 관련된 전통적인 건강 전문가의 수련과 교육을 정책적으로 지원하였다. 이것은 1990년대부터 2000년대까지 의과대학 내 교육적 측면에서 많은 변화를 일으켜 의과대학에서 현대의학의 치료효과가 검증된 대체요법을 받아들이는 통합의학을 교육하는 곳을 계속 증가시켰다. 의과대학에 개설된 대체의학 강좌는 카이로프랙틱, 침술, 동종요법, 약초요법, 마인드·바디요법 등이었다. 현재 현대의학의 증거에 기초한 대체의학 교육프로그램이 터프츠대학, 미시간대학, 오리곤건강과학대학, 워싱턴대학 등에서 시행되고 있으며, 심리학, 사회복지학, 간호학, 약학 관련 전문가들도 교과과정에 대체의학을 포함하는 것을 지지하고 있다.

6) 대체의학 관리의 보험조항의 조성

보험회사들은 대체의학서비스를 기존 보험조항에 포함시키는 것을 확대해가고 있다. 펠레티에(Pelletier)와 애스틴(Astin)에 따르면 거의 모든 항공보험에서 대체의학을 포함시킬 것을 권하고 있다. 몇몇 보험회사는 침술, 중국 전통의술, 동종요법(면허가 있는 의사가 제공), 자연요법, 카이로프랙틱 및 마사지까지 보험 조항에 포함시키고 있다.

(5) 미래는 통합의학 추세

통합의학(integrative medicine)은 어떤 의학인가? 통합의학은 대체의학의 일부가 현대의학에서 인정되어 현대의학을 주로 적용하면서 더불어 대체의학과 병용할 때 사용되는 용어다. 즉, 통합의학은 동양의학, 서양의학과 대체의학을 한데 아우르는 학문적 접근방법(Academic approach)으로 인술(healing art)을 다루는 의학이다.

통합의학이라는 용어는 1994년 애리조나 대학의 앤드류 와일(Andrew Weil) 교수 등이 PIM(The Program in Integrative Medicine)이라는 이름의 새로운 의학교육을 시도하면서 시작되었다.

미국 NCCAM에서는 통합의학을 "안전성과 효과를 근거로 하는 정통 서양의학과 대체의학의 결합이다."라고 정의 내리고 있다. 따라서 통합의학은 동서양의학의 최고만을 결합하여 적절한 치료법으로 현대인들에게 다가서고 있으며, 건강과 치유의 최상의 결과를 증거로 하고 있다. 그리고 환자의 마음, 몸, 영혼과 같은 사람의 모든 치유에 관심을 두는 전인적 치유 방법론을 채택하고 있다.

미국은 대체의학(요법)의 과학화를 위해 연구와 교육을 통하여 적극적으로 임상응용에 활용한다는 태도를 취하고 있다. 특히 대체의학(요법) 가운데 과학적 근거가 있고 의사들의 거부감이 적은 진단 및 치료 방법들과 정통 서양의학을 통합한 새로운 개념인 통합의학을 도입하여 적극적으로 임상에 활용하기 시작했다.

통합의학은 신체적(bio)−심리적(psycho)−사회적(socio)−영적(spritual) 차원에서 전인적인 접근으로 웰니스(wellness)와 힐링(healing)을 목표로 정하고 심신(mind−Body), 식이와 영양보충(diet/nutritional supplement), 운동(exercise) 등과 연계한 소위 라이프 스타일 의학의 핵심 역할을 하고 있다. 또한 환자와 의사와의 관계, 질병의 예방 등에 중점을 두고 있어 통합의학은 앞으로 새로운 의학적 패러다임으로 정착해 갈 것이다.

Tips of story 16

통합의학 개척자

통합의학의 최고 개척자는 하버드대학 출신의 앤드류 와일(Andrew Weil)일 것이다. 와일(Weil)박사는 1983년 애리조나 대학 의학센터의 임상교수가 된 후 1994년 통합의학에 기초한 프로그램으로 인정받기 시작했다. 그의 연설은 TV와 뉴스기사를 통해 들을 수 있었으며 그의 견해는 대체요법과 통합의학을 접목시킨 것이었다. 특히 그의 웹사이트는 개인이 원하는 식물처방을 포함하는 대체요법에 대한 정보를 제공하여 인기를 모았다.

그 외 허버트 벤슨(Herbert Benson) MD(심장병 전문의이자 하버드 의대의 교수), 데이비드 아이젠버그(David Eisenberg) MD(하버드 의대의 Osher 연구센터와 브리검의 매사추세츠주 보스턴의 여성병원의 통합의학프로그램 책임자), 버나드 시겔(Bernard Siegel) MD(커넬 대학의 의대를 졸업한 의사), 디팩 초프라(Deepak Chopra) MD(보스턴의 대학에 소속된 의학센터에서 인턴, 레지던트, 펠로우까지 거친 완벽한 인도의 숙련된 식물 전문가) 등이 통합의학의 대표적인 인물들이다.

통합의학

• 통합의학의 미래

미국 의대에서는 통합된 대체의학 교육과정을 그들의 교과과정에 넣고 있고 의사와 다른 건강관리 전문가들은 전인적 방법의 치유와 삶의 방식에 대해 의욕적으로 학습하고 있다. 와일박사는 미래의 통합의학은 더 발전할 것이라고 믿고 있는데 그 이유는 다음과 같다.

첫째, 환자들은 기존 현대의학의 의술에 불만을 가지고 있다. 둘째, 환자들은 통합의료에 대한 기대를 가지고 있다. 셋째, 환자들은 더 이상 약과 수술의 부작용을 원하지 않는다. 넷째, 환자들은 의사들과 병에 대해 좀 더 많은 이야기를 나누기를 원한다. 다섯째, 환자들은 약보다는 건강기능식품을 이용하기를 원한다. 여섯째, 환자들은 한의학에 대한 지식이나 정보를 더 많이 알기를 원한다.

• 통합의학 조직의 구조

대부분의 통합의학 클리닉은 병원시설에 위치하므로 의사들은 통합의학 네트워크를 구축하여 커뮤니티 내에서 그들 자신의 환자들을 조회할 수 있다. 통합의학적 치료는 환자 개인의 상황에 따라 여러 종류의 치료방법을 각각의 전문가들이 모여서 수행하게 된다. 예를 들어 스웨덴의 한 통합의학 클리닉은 수석연구원, 박사과정학생, 일반의 그리고 8개의 대체요법 제공자인 마사지 치료사, 안마사, 지압 치료사, 침술가 그리고 기공 치료사 등의 전문가들로 구성되어 있다.

이와 같이 의사들은 중국의 전통요법과 침술을 포함한 많은 종류의 대체요법 시술을 배우고 있으며, 스파와 클리닉 사이의 복합물과 같은 새로운 형태의 치유센터들도 점점 더 확산되고 있다. 그리고 대체의학 시술요법의 보험범위가 확대되고 있으며, 현대의학 의사들도 식물 처방과 같은 대체요법에 관심을 갖고 있으므로 통합의학의 미래는 밝다.

5 국내외 대체의학의 이용 현황

서양의학이 정통의학으로 주류를 이루고 있는 오늘날에도 과거로부터 전래되어 내려온 대체의학은 널리 퍼져 있으며, 몇몇 지역에서는 정통의학보다도 오히려 전통 및 대체의학이 더욱 많이 이용되고 있다. 대체의학을 이용하는 가장 흔한 이유는 좀 더 접근이 쉽고 거부감이 덜 들기 때문으로 알려져 있다. 전 세계인구의 1/3이나 되는 아시아와 아프리카의 최빈국들 중 약 반수 이상이 필요한 약품을 제때 공급받지 못하여 접근이 쉬운 대체의학(요법)을 사용한다. 또 다른 한편으로는 만성퇴행성질환의 예방 및 치료에 있어 일부 그 효능이 입증되면서 신뢰도가 높아진 것도 대체의학을 선택하는 이유가 된다. 물론 대체의학이 어디까지 안전하고 믿을 수 있는가를 확인하는 추가적인 실험적 연구와 임상연구들이 반드시 뒷받침되어야 한다. 이를 위하여 대체의학의 이용 및 규제에 관하여 살펴볼 필요가 있다.

이번 장에서는 어떠한 대체의학(요법)이 전 세계적으로 이용되거나 규제되고 있는지 각 나라별로 살펴보도록 한다.

(1) 아메리카

1) 미국

대체의학은 미국보건체계에서 상당한 부분을 차지하며 이러한 치료에 대한 대중과 전문가들의 관심 또한 증가하고 있다. 미국은 1991년 NIH 산하 대체의학위원회를 설립하였고 과학적 연구를 독려하고 있다. 많이 사용되고 있는 대체요법으로는 이완요법, 천연물치료, 마사지, 지압, 정신치유, 메가비타민치료, 에너지치유, 동종요법, 수면요법, 바이오피드백 및 침술 등이 있다. 또한 대체의학의 면허, 행위의 범위, 과오, 전문분야, 제삼자 변상, 치료의 접근 등의 규제가 있어 안전을 뒷받침한다. 대부분의 의과대학에서 대체의학에 관한 내용을 다루고 있는데, 그중에서도 지압을 가르치는 대학이 가장 많다.

2) 캐나다

캐나다에서 대체의학에 사용하는 약물은 천연물(natural products)이다. 여기에는 천연식물로 만든 약품을 비롯해서 중국, 인도, 북미의 전통적인 약물과 비타민 및 미네랄이 해당된다. 캐나다에서는 해마다 이와 같은 대체약물을 사용하는 비율이 증가하고 있다. 대체의학의 사용은 젊은층과 여성이 주요 이용자이고, 교육수준과 수입이 높은 사람들이 더 많이 사용하는 것으로 보고되고 있다. 일반인들은 근골격계 및 결합조직의 문제, 호흡기 및 중독치료를 목적으로 대체의학을 찾는 것으로 보인다. 1990년 유콘(Yukon) 지역에서는 전통북미의료시술에 대해 인정하고, 전통중국의술에 대해서도 국가적으로 법령을 준비했다. 의사들 역시 대체의학을 사용하는 비율이 증가하는 등 대체의학에 대한 관심은 계속 커져가고 있다. 그러나 대체의학프로그램들이 개인의원, 대학에서 제공되고는 있지만, 아직 널리 쓰이는 공통된 시스템은 없는 실정이다.

3) 멕시코

멕시코에서 전통의학으로 치료하는 시술자는 전통산파, 식물치료사, 접골사, 주술사 등이 있다. 전통산파가 나라 전체 분만의 2/3를 담당할 정도로 전통의학의 사용빈도는 매우 높다. 멕시코에서는 동종요법이 널리 인정되고 있으며 국가보건체계에 포함되어 있다. 따라서 동종요법을 교육하는 학교와 병원이 있으며, 동종요법사협회는 어느 정도 공인되어 있다. 그러나 전통의학이 국가보건체계에서 중요한 부분을 담당하고 있는 것에 비해 공식적인 면허제도는 없는 상황이다.

(2) 유럽

유럽에서는 대체의학이 현대의학과 자연스럽게 공존해 왔으며 국가별로 각 분야별 전문대학을 통해 인력양성에 힘써오고 있다. 가장 많이 시행되고 있는 요법은 약초요법으로 13개국에서 시행되고 있다.

1) 영국

영국 정부는 환자가 대체요법을 원하는 경우 그에 따른 치료를 받을 수 있도록 보장하고 있어 유럽에서 유일하게 대체요법을 전문적으로 시행하는 공공의료기관이 설치되어 있다. 대체요법은 중년의 중산층 여성들에게 인기를 끌고 있는데 가장 많이 시행되는 대체요법은 약초요법, 동종요법, 침술, 최면요법, 영적치료 등이다.

특정 교육과정을 받은 대체요법사가 시술을 할 수 있도록 공인되어있지만, 법적으로 공인받지 않고도 시술을 행할 수 있다. 따라서 의료법에 위배되지 않는 이상 대체요법 종사자들은 그들의 교육 여부와 상관없이 시술을 행할 수도 있다. 의료법상 의사들이 행하는 치료에 대한 규제가 없기 때문에 의사들 역시 대체요법을 시행할 수 있으므로 영국 의학회는 대체요법을 의과대학 교육과정에 포함시키거나, 대학원 과정을 운영하도록 권장하고 있다. 대체요법 중 국립보건국 산하 병원에서 무료로 행해지는 치료와 침술, 접골, 척추지압치료 등은 보험혜택도 주어진다.

2) 프랑스

프랑스에서는 동종요법 및 약초관련 건강 상품이 인기를 끌고 있다. 동종요법, 침술, 약초요법, 수치료, 척추지압요법, 해수요법, 접골, 홍채진단법 등이 인기가 많다. 사회보장제도 하에 대체요법을 사용하는 의사들은 'doctors with a particular type of practice'라는 명칭으로 자격요건을 부여하고 있다. 원칙적으로 프랑스에서는 공공보건법규에 따라서 의사 이외의 사람이 진단과 치료를 목적으로 의료관련 행위를 할 수 없지만 척추지압요법이나 접골은 물리치료사를 비롯한 대체요법 종사자들이 시술을 하고 있다. 그리고 의사가 아닌 사람들에게 대체요법을 교육하는 것도 허가되어 1953년 제정된 법령을 통해 척추지압요법을 의학교육과정에 포함시켰다. 그리고 1982년 보비니대학에서 천연약제분과를 개설한 이후 침술, 동종요법, 식물요법, 접골, 귀침술, 자연요법, 메조테라피 등의 분야에 자격증을 수여하고 있다. 또한 1990년에는 프랑스 의사학회에서 University diploma in natural medicines가 신설되어 침술과 접골요법의 자격증을 수여하고 있다. 프랑스에서는 사회보험 및 개인보험 모두 몇몇 형태의 대체요법이 의사들에 의해 시행될 경우 공제해주고 있으며 전문의에 의해 처방된 동종요법처방, 척추지압 및 식물요법 등도 보험 혜택을 받고 있다.

3) 독일

독일에서는 Heilpraktikers라 불리는 대체요법사가 있으며, 전문협회에 가입되어 있다. 많이 사용되고 있는 대체요법으로는 동종요법, 침술, 척추지압, 산소치료, 약초요법 등이 있다. 대체요법은 남성에 비해 여성들에게서 선호도가 높게 나타났고 대부분의 환자는 고학력층이었다. 독일에서는 시술행위가 법률로 정해져 있지 않아서 의사가 아닌 경우에도 시술을 할 수 있고, 의사들 역시 대체요법을 사용할 수 있다. 하지만 Heilpraktiker 자격증을 얻기 위해서는 25세 이상의 독일 또는 EU시민권자이면서 육체적, 정신적 장애가 없다는 진단서가 필요하고 관련 시험을 통과해야 한다. 독일연방 Heilpraktikers 협회는 Heilpraktikers 자격증 취득을 원하는 사람들을 대상으로 교육프로그램을 운영하고 있다. 이 교육과정은 3년 또는 350시간으로 구성되어 있다. 또한 일부 대체요법에 대해서만 공공보험과 사보험의 공제 혜택이 있으나 좀 더 확대해 나갈 계획이다.

4) 오스트리아

오스트리아에서는 국가에서 공인된 전문 의료인만 의술을 시행할 수 있다. 또한 보건법상 병원에서는 과학적으로 입증된 의료 행위만을 제공하도록 규정하고 있으며 여기에는 침술, 신경요법, 척추지압요법 등이 포함되어 있다. 그러나 오스트리아는 아직 대체요법을 제한하는 제도나 기초 법안이 없기 때문에 암묵적으로 환자의 동의하에 사용하고 있다. 의료법률회의(council of the order of physicians)에서는 침술, 동종요법, 수기요법, 신경요법에 대한 공인 자격증을 발급하고 있다. 교육과정은 2년에서 3년 사이로 신경요법과 척추지압요법은 대학에서 교육한다. 공공보험에서는 과학적으로 효과가 증명되고 비용에 비해 효과적이며 적절한 의료 행위라고 인정한 치료에만 혜택을 주고 있다.

(3) 아시아

1) 중국

지난 세기 동안 중국에서 한의학(중의학)은 현대의학과 공존해 왔다. 중의학 체계와 민간요법 등이 오랜시간 동안 잘 발달되어 있어서 대체요법들은 중국 본토나 홍콩, 대만 등에서 널리 연구되고 있다. 중국은 중의학을 국민건강관리체계에 융합시키기 위해 노력하고 있으며 교육적인 측면에서도 현대의학과 중의학의 접목을 권장하고 있다. 현대의학대학이 중의학대학보다 많이 존재하기는 하나, 모든 현대의학대학에 중의학을 포함시키고 있으며 모든 중의학대학 역시 현대의학을 교과과정에 포함시키고 있다. 중국의 건강보험은 현대의학과 중의학 모두 공제혜택을 주고 있다.

2) 인도

수세기 동안 아유르베다의학이 요가, 자연요법, 동종요법 등과 공존해 왔다. 요가는 파탄잘리(Patanjali)에 의해 주창되어 금욕, 육체의 자세, 호흡법, 감각의 제한, 명상, 삼매(三昧) 등의 의식을 기초로 한다. 자연요법은 약물을 사용하지 않는 치료법으로 아유르베다와 유사한 성격을 띠고 있다. 인도는 인구의 70%가 거주하는 도서지역에서도 전통의학이 널리 행해지고 있다. 따라서 인도 정부는 인도중앙의학회, 동종의학회 등과 함께 전통의학 수련과정을 표준화하기 위해 노력하고 있다.

3) 한국

우리나라에서 소아청소년, 성인, 노인, 그리고 일반인이나 환자를 막론하고 한방요법을 포함한 대체요법의 이용은 상당히 높은 수준이다. 가장 보편적으로 사용되는 대체요법은 식이/영양요법과 한방요법이다. 그러나 대체요법 사용 시 의사와 상의하는 경우보다 주로 가족이나 친구 등 주변의 부정확한 정보에 근거하여 이용하는 경향이 높다. 우리나라는 1953년 국민의료법 제정시 양방과 한방의 의료 이원화 정책을 택했고 1970년대에 의료 일원화로 통합을 추진했으나 실패하였다. 1990년대 이후에도 양·한방 협진 의료를 통해서 일원화를 하려는 노력을 하고 있지만 가능성은 보이지 않고 있다.

결국 우리나라는 정통의학이 이원화되어 있는 상황이고 이외에 비정통의학인 대체의학도 왕성한 시장을 형성하고는 있으나, 아직까지 대체의학에 대한 정부차원의 관리가 거의 전무한 형편이다. 따라서 대체의학의 안전성 확보를 위한 적절한 교육과 개별 대체요법에 대한 끊임없는 연구를 통해 객관적이고 정확한 정보의 제공이 필요하다.

4) 일본

일본의 경우는 일찍이 1875년 한방의료를 폐지하고 서양의료로 일원화하였다. 일본 정부는 대체의학의 시술 중 침술, 안마, 마사지, 지압 등에 대해서는 정부에서 자격증을 부여하여 제도화하고 있고 150종의 한방약에 대해서는 보험을 인정을 하는 등의 방식으로 관리하고 있다.

(4) 아프리카

1) 남아프리카공화국

마법사와 같은 전통치유사가 건강관리의 중요한 역할을 담당하고 있어 시골에서는 대다수의 환자들이 1차적으로 전통치유사의 치료를 받고 있다. 1982년 일반적 전통치유사, 식물치료사, 지압사, 동종요법사, 접골사, 자연요법사에 대한 법령이 제정되었으며, 동종요법과 지압에 대한 교육과정이 전문 교육기관에서 수행되고 있다.

2) 가나

가나 정부는 대체의학에 대한 중요성을 인식하여 천연식물자원과 선조들의 지혜를 건강관리에 잘 이용하도록 허용하고 있다. 기존에는 전통의학 시술자들의 조직이 많이 있었으나 1999년 정부에 의해 하나로 통합되었다. 가나는 인구 대다수가 전통의학에 의존할 정도로 전통의학이 보건체계의 뿌리를 이루고 있다. 따라서 식물과 천연재료를 이용하여 건강관리를 하는 전통의학을 법령으로 정해놓고 전통의학 실행에 대한 내용, 전통의학 시술자 등록, 면허절차 등에 대하여 다루고 있다.

3) 콩고

콩고에서는 약초치료사와 주술사가 주로 시골지역을 중심으로 전통건강 시술자로 활동하고 있고 도시지역에서는 침술사와 자연의학 시술자가 주로 활동을 하고 있다. 1974년 보건사회부에 전통의학부서가 창설되어 전통의학자의 수를 조절하고 있으며, 전통의학을 관장하는 법규가 제정되어 있어서 전통의학 면허에 관한 사항을 관리하고 있다.

지금까지 각 대륙별, 나라별로 대체의학의 이용실태, 교육 및 규제에 관해 간단히 살펴보았다. 현대의학이 치료적인 측면에서 한계를 드러냄으로써 치료가 되지 않는 환자들의 대체의학에 대한 관심은 전 세계적으로 공통된 것임을 알 수 있다. 국가별로 비교해 보았을 때 선진국일수록 대체의학에 대한 법제나 교육기관이 잘 정비되어 있는 것도 확인할 수 있다.

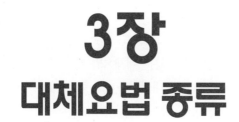

3장
대체요법 종류

　현재 대체의학의 범주에 포함시킬 수 있는 대체요법은 300여 가지나 된다. 그 중에서 비교적 널리 알려져 활용 빈도가 높은 대체요법은 수치료, 기공치료, 명상, 요가, 최면, 카이로프랙틱, 자연치료요법, 동종요법, 생약요법, 식이요법, 아로마요법 등 60종 내외이다.

　또한 의학적 토대에 따른 분류, 시술적 기준에 근거한 분류, WHO가 제시한 분류, 미국 국립보건원에서 제시한 분류, NCCAM에 의한 분류 등과 같이 다양한 기준에 의해 나누어진다.

학습목표

　3장에서는 대체요법의 여러 가지 분류법을 소개하고 그 가운데 과학적으로 입증이 된 대표적인 대체요법들에 대한 정의, 역사, 유용성 및 부작용 등에 대해 학습하도록 한다.

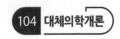

1 대체요법의 분류

현재 대체의학의 범주에 포함할 수 있는 대체요법 항목은 300여 가지나 있지만 비교적 잘 알려져 있는 대체요법의 종류는 60개 내외이다. 그 중 실제 활용빈도가 높은 대체요법은 자연치료요법, 수치료, 기공치료, 명상요법, 요가, 동종요법, 카이로프랙틱, 최면요법, 생약요법, 식이요법 및 아로마요법 등이 있다.

대체의학이 다루는 영역 및 유형은 각국의 역사와 문화적 전통 및 의료체계가 상이하여 일정한 기준에 의해 명확히 분류하기가 어려운 상황이다. 예를 들어 서구에서는 중의학이나 인도의 아유르베다의학뿐만 아니라 침술 또한 대체의학의 범주에 포함시키고 있지만, 우리나라에서는 침술을 한의학의 주된 치료법 중 하나로만 생각하고 있어 그 구분방법이 다르다.

대체요법이나 시술들은 전인적 가치관을 내포하고 있어서 특정 범주에 국한시켜 분리하고 분류하는데 어려움이 있다. 이에 2015년 NCCAM에서는 대체요법을 크게 심신요법(mind-body therapy)과 천연물(natural products)로 분리한 후, 더 세부적으로 분류하였다.

따라서 본 3장에서는 대체요법들을 특성에 따라 몇몇 범주로 나눈 분류법과 최근에 NCCAM에서 제시한 분류법에 대해 소개하고자 한다.

(1) 의학적 토대에 따른 분류

의학적 토대에 따른 분류법에서는 비교적 잘 알려진 약 50여 가지의 대체요법들을 서양의학과 밀접한 요법들, 동양의학과 밀접한 요법들, 동·서양의학이 접목된 요법들로 구분하여 분류해 놓았다[표 3-1].

✱ 표 3-1 의학적 토대에 따른 분류

구분	대체요법의 종류
서양의학과 밀접한 대체요법	꿈치료법, 도인상상요법, 두개천골자극요법, 라이하안요법, 롤핑요법, 무도요법, 보디워크요법, 분자정형의학, 산소요법, 생물학적치과치료법, 생체되먹이요법, 세포치료법, 신경언어학적프로그램요법, 신경치료, 심신의학, 에너지의학, 영양보충요법, 오락치료, 응용운동학, 자발요법, 자장요법, 재건요법, 정골의학, 족부의학, 중금속제거요법, 척추교정의학, 해독요법, 홍채진단법, 효소요법, 환경의학 등

동양의학과 밀접한 대체요법	꽃요법, 기공치료, 명상요법, 반사요법, 봉침요법, 소리요법, 심령치료법, 아유르베다의학, 요가, 원예요법, 자연의학, 접촉요법, 향기요법 등
동·서양의학이 접목된 대체요법	고열요법, 광선요법, 동종요법, 생약요법, 수치료, 식이요법, 심층근육자극요법, 양자의학, 오감요법, 요로법, 임상미술치료, 장요법, 절식요법, 주스요법, 테이핑요법 등

(2) 시술적 기준에 근거한 분류

시술적 기준에 근거한 분류법에서는 수백 가지나 되는 대체요법들 중 이론적 바탕이 비슷하거나, 기능적으로 공통점이 있거나, 시술법이 유사한 것들을 구분하여 7가지 영역으로 분류해 놓았다[표 3-2].

✱표 3-2 시술적 기준에 따른 분류

7개 영역 분류	대체요법들	
전통의학	• 우리나라의 한의학 • 중국의 중의학 • 월남의 월의	• 인도의 아유르베다 • 티베트의 티벳의학
자연의학	• 햇빛 • 물	• 공기 • 자연적인 식물과 약물을 이용하는 의학
심신의학	• 명상 • 기공	• 선무 • 요가
생약요법	• 식물의 뿌리, 열매, 잎, 광물질 • 동물의 조직(예: 뿔, 뼈, 쓸개 등) 등을 사용하는 요법	
수기요법	• 카이로프랙틱 • 정골요법 • 응용운동학	• 두개천골요법 • 반사요법
영양식이요법	• 영양식품 • 기능성식품 • 비타민	• 무기질 • 금식 • 개개인에 맞게 사용하는 요법
에너지요법	• 전기 • 광선 • 음향	• 레이저 • 열 등 다양한 에너지원을 치료에 응용하는 요법

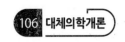

(3) WHO가 제시한 분류

WHO에서는 대체요법들을 마음, 음식, 운동이라는 건강의 3요소와 인간을 둘러싼 환경을 근거로 5가지 영역으로 구분하여 분류해 놓았다[표 3-3].

✽ 표 3-3 WHO에 따른 대체요법의 분류

다섯 가지 영역에 따른 구분	세부영역	대체요법들
총체적 접근을 취하는 요법		자연의학, 전인의학, 아유르베다, 인디언요법, 예방 및 생활습관 절제요법
심신의학 (심신요법)	심신의학	기공, 명상, 최면(정신요법), 전생요법, 심령, 음악, 무용, 미술, 요가, 바이오피드백, 기도, 자발, 라이키요법, 상상요법, 꿈치료법, 심상유도요법, 오락치료, 무도요법, 음향(소리)요법, 예술치료, 화초치료, 원예요법, 마술, 이완요법, 마인드컨트롤
	사상의학	체질진단, 심신섭생법
신체–영양과 관련된 요법	식이요법	생식, 주스, 단식, 해독, 신토불이먹거리
	영양요법	비타민, 미네랄, 호르몬, 분자정형의학, 토종보약음식
	약초의학	약초요법(인삼·은행잎 추출물), 향유요법, 민속신약
신체–수기 및 운동과 관련된 요법	진단학	홍채진단법, 모발미네랄분석, 생혈액분석
	손치료	정골, 롤핑, 지압, 응용운동학, 반사학, 테이핑, 마사지, 카이로프랙틱, 추나요법, 알렉산더기법, 두개천골자극요법, 족부의학, 바디워크, 하악골교정법
	침구학	근자극요법, 수지침, 사혈요법
	자기요법· 에너지 의학	전기치료, 자기장치료, 적외선치료, 레이저치료, 레이키치료
	물리치료	수(水)치료, 장요법, 색깔, 부항/뜸(쑥뜸 치료법)
	생화학요법	세포, 봉침, 프로폴리스, 연골, 동종, 효소, 신경, 은용액, 고압산소, 요로법, 겨우살이, EDTA 킬레이트요법, 재건요법
환경적 접근을 취하는 요법		환경의학, 황토건강법, 생활수맥

1) 총체적 접근을 취하는 요법

치료방법이 복합적이어서 어느 영역에도 배속시키기 어려운 대체요법들이 총체적 접근을 취하는 요법에 포함되었다.

2) 심신의학: 심신요법

스트레스나 정신적인 문제의 신체적 자각증상이라고 할 수 있는 심인성 질환과 관련된 대체요법이다. 심신의학의 하나인 예술치료는 음악, 미술, 무용 등을 이용하는 치료로 미국에서 활성화되어 있으며 우리나라의 경우도 드라마치료 같은 예술치료가 이미 보편화되어 있다.

3) 신체–영양과 관련된 요법

건강은 우리가 매일 섭취하는 음식과 밀접한 관련이 있으며, 영양소의 부족 및 과잉과 같은 불균형에 의하여 부정적인 영향을 받는다는 사실에 근거를 둔 요법이다. 음식이 병의 원인이 된다는 식원병에 주목하는데, 식원병은 산업화·도시화에 따른 생활방식과 식생활의 변화가 불러온 21세기병이다. 영양 불균형, 오염된 먹거리가 심장병, 뇌졸중, 암, 당뇨병 등과 같은 질환을 유발시키기 때문에 어떤 음식을 어떻게 먹을 것인가가 더욱 중요해지고 있다.

4) 신체–수기 및 운동과 관련된 요법

운동부족이 심각한 성인병을 초래한다는 사실에 기인한다. 운동부족은 근육을 위축시키고 지방 조직을 증가시켜 비만을 유발한다. 비만은 요통, 관절염은 물론이고 당뇨병, 고혈압, 심장병, 고지혈증, 동맥경화 등 대사성 질환을 일으키는 주요 원인으로 작용한다. 이러한 생활 습관병의 예방 및 치료에는 규칙적인 운동이 필수적이다.

5) 환경적 접근을 취하는 요법

WHO는 "전 세계적으로 14세 이하 아동이 유해 환경으로 인해 각종 질병으로 매년 사망하고 있다."고 발표했다. 아동 사망의 최대 요인은 호흡기질환이며, 불결한 식수와 위생으로도 약 130만 명의 아동이 사망하고 있는 실정이다.

(4) 미국국립보건원이 제시한 분류

1992년에 미국국립보건원(NIH) 산하 대체의학국(OAM)의 특별 자문위원회에서 대체의학에 대한 각종 사업 추진을 용이하게 수행하기 위하여 대체요법을 [표 3-4]와 같이 분류하였다.

✱ 표 3-4	미국 NIH에서 제시하는 분류
천연물	한의학, 생약요법, 영양요법, 식품보조제, 프로바이오틱스, 비타민 C요법, 효소요법, 아로마요법, 해독요법, 식이요법 등
심신요법	명상, 요가, 침술, 심호흡법, 최면, 점진적 이완요법, 태극권, 바이오피드백, 예술요법, 음악요법 등
수기요법	척추교정시술, 치료마사지, 카이로프랙틱, 정골요법, 지압요법, 응용운동요법, 테이핑요법, 발반사요법 등
기타 다른 요법	• 운동요법: 알렉산더테크닉, 필라테스, 롤핑, 트래거요법 등 • 민간전통요법 • 다양한 에너지장을 이용한 수기, 전자기장: 자장요법, 광선요법, 기공, 레이키 등 • 완전의료체계: 아유르베다, 동종요법, 자연요법 등

(5) 미국 NCCAM에 의한 분류

2002년 미국 백악관 대체의학 정책위원회(white house commission on complementary and alternative medicine policy, WHCCAMP)의 수정 및 보완을 거쳐 2005년 미국 대체의학센터(national center for complementary and alternative medicine, NCCAM)에서 대체요법을 7가지 범주로 구분하여 분류해 놓았다[표 3-5].

✱ 표 3-5	미국 NCCAM에서 제시한 대체요법 분류
7개 영역분류	**대체요법 종류**
전통요법 및 민간요법	동종요법, 마법의술자, 무당, 아유르베다의학, 자연의학, 전통적 조산부, 카이로프랙틱, 침술
심신요법	기도요법, 명상요법, 미술요법, 바이오피드백, 심리 및 연상요법, 요가, 음악요법, 최면요법, 춤요법
수기요법	기치료, 마사지, 반사요법, 알렉산더요법, 정골요법, 지압, 트라이거요법
약물 및 생리적치료법	가축이나 상어부터 얻어진 연골제품, 꿀벌로부터 얻어지는 각종 제품에 의한 치료, 신경요법, 오존요법, 킬레이션요법, EDTA요법
약초요법	마늘, 알로에, 은행추출물, 인삼 등
식이 및 건강요법	비타민요법, 자연식요법, 제한식이요법, 채식요법, 미네랄요법 등
생체전기자기장요법	신경자장자극요법, 인공광선요법, 전기자극요법, 전기침 등

1) 전통요법 및 민간요법

진료행위의 형태에 따라 전문적 의료체계에 근거한 전통요법(표준화된 교육 및 이론, 훈련 및 전달체계, 약품 및 치료기구의 생산 지원 체계 등을 구비한 치료형태들)과 지역사회에 기초한 민간요법(전문적으로 공식화되지 않은 다양한 문화체계 내에서 제공되는 치료형태들)으로 구분된다.

2) 심신요법

마음과 신체의 상호관련성에 근거하여 접근한 치료형태들이 이에 속한다.

3) 수기요법

신체 한 부분의 기능부전이 다른 부분에도 영향을 미친다는 것으로, 근육이나 관절 등과 같이 특정 부위를 자극하거나 조작하여 그 기능을 회복시키는 방법들이다.

4) 약물 및 생리적 치료법

기존의 주류의학에서 인정하지 않는 물질을 사용하는 방법들이다.

5) 약초요법

천연약초를 그대로 이용하거나 액체, 환, 연고 등과 같은 여러 가공방식으로도 만들어 이용한다. 현재 사용되고 있는 많은 약제들 즉, 에피네프린, 디기탈리스, 아트로핀, 키나인 및 택솔 등은 천연약초에 의하여 만들어지고 있다. 전 세계 인구의 80% 정도가 1차 보건의료 문제의 해결을 위하여 생약제를 이용하고 있는데 인삼, 은행 추출물, 마늘, 알로에 등이 이에 속한다.

6) 식이 및 건강요법

음식을 질병예방 혹은 치료의 수단으로 인식한다. 인간이 섭취하고 있는 식품을 둘러싸고 있는 각종 유해환경인 환경오염, 과다한 농약사용, 인공적인 첨가물을 이용한 식품가공 및 보관과정 등이 건강문제 및 만성질환을 야기하고 있는 것으로 파악하고 접근한다. 비타민요법, 미네랄요법, 자연식요법, 채식요법 등이 이에 속한다.

7) 생체전기자기장요법

인체에 전기자기장이 존재하고 인체 자기장의 변화는 여러 가지 신체적, 형태적 변화를 야기한다는 인식하에 이를 증상 완화 및 질환 치료에 이용하는 형태들이 이에 속한다.

NCCAM은 대체의학의 과학적인 연구를 위한 미국 연방정부 지도기관으로, 미국 보건복지부(National Institute of Health, NIH)를 구성하고 있는 27개 기관과 센터 가운데 하나에 해당하는 기구이다.

1990년대 초반 서양의학 중심의 미국은 지나친 의료비 지출에 따른 통제수단의 하나로 대체의학에 주목하기 시작하였다. 1992년에는 대체의학의 연구개발을 위해 NIH 내 대체의학사무소(OAM)가 설치되었고, 1998년에는 OAM이 NCCAM으로 설립되었다.

OAM에서 NCCAM으로의 기구 확장은 대체의학에 대한 부가적인 연구계획을 주도하고 자금을 지원하여 더욱 많은 정보를 제공하기 위한 것으로, 연구투자가 확대되면서 전통의학 및 대체의학을 이용하여 암, 관절염, 통증질환, 심혈관계질환 등에 대한 전 임상시험, 2~3단계 임상시험 등을 연구 지원하게 되었고 미국이 대체의학 분야의 세계적 흐름을 주도하게 되었다.

2015년 NCCAM에서는 대체요법을 심신요법(mind-body therapy)과 천연물(natural products)로 크게 분류하는 경향이다. 그리고 최근 NCCAM이 대체의학 발전을 위해 계획한 전략적 목표 및 목적을 [표 3-6]에 제시해 놓았다.

✱ 표 3-6 2015년 NCCAM의 대체의학 발전 계획

미션	과학적 연구를 통해 대체의학치료(대체요법)의 유용성, 안전성 및 건강증진에 미치는 역할의 규명
비전	대체요법의 과학적 근거를 통해 대체요법사용 및 기존 의료서비스와의 통합과 일반인, 의료전문가, 보건정책기관에 필요한 정보제공
전략적 목표	• 증상관리의 과학적 시술의 발전 • 건강 및 웰빙을 위한 효과적, 실용적, 개인맞춤형 전략 개발 • 대체의학과 기존 의료서비스 및 건강증진분야의 통합관리를 위한 의사결정체계의 구축을 위한 지원
전략적 목적	• 심신요법, 시술 및 교육에 관한 연구 • 천연물에 관한 연구 • 대체의학사용으로 인한 건강증진에 관한 증거 제공 • 정밀한 연구수행을 위한 해당 분야의 연구역량 증진 • 대체요법 치료에 관한 객관적, 과학적 정보 개발 및 보급

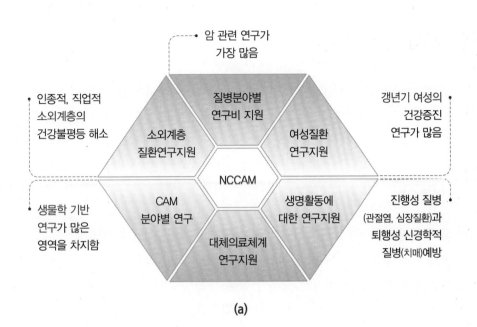

(a)

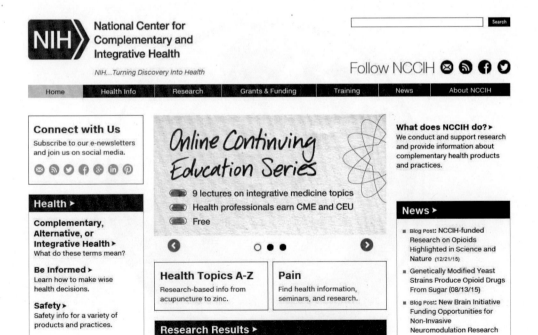

(b)

[그림 3-1] NCCAM 활동(a)과 NCCAM 홈페이지(b)

2 대체요법의 종류

2015년 NCCAM에서 제시한 분류법인 천연물(natural products)과 심신요법(mind–body therapy)의 두 가지 영역에 준하여 국내외적으로 그 사용빈도가 높고 많은 연구를 통해 과학적 검증이 되어 어느 정도 안전성이 확보된 대체요법들을 중심으로 소개하고자 한다.

(1) 천연물요법

수많은 문화권에서 질병을 치료하기 위해 오랜 세월 동안 천연식물자원(natural products)인 약초를 이용한 약초요법의 흔적을 찾아볼 수 있다. 전통적인 약초요법으로는 서양의 생약요법, 인도의 아유르베다, 인디언의학, 중의학 등을 꼽을 수 있으며, 이러한 요법들은 현재 영양요법(식이요법과 영양보조요법)으로 활용되고 있다[그림 3-2].

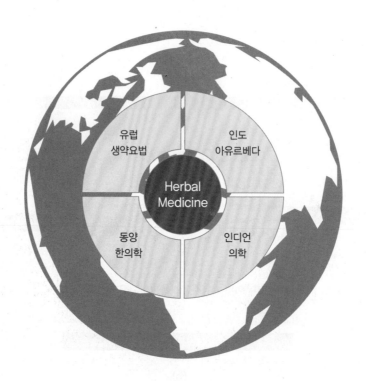

[그림 3-2] 약초요법

1) 서양의 약초요법 또는 생약요법

① 정의

프랑스 의사 앙리 르 클럭(Henry Le Clerk, 1870~1955년)은 생약요법(phytotherapy)이란 식물을 치료에 이용하고자 하는 학문이라고 했고 간결하고 분명한 이 정의는 지금까지 국제적으로 공인되고 있다. 또한 생약요법은 화학적인 약품이 아니라 자연 식물의 부분 또는 성분을 이용하여 환자의 치료에 이용하는 치료법이라고 정의할 수 있다.

생약요법에서는 여러 가지 식물들이 혼합되지 않고 단일 성분으로 처방되어 질병치료에 사용된다. 생약요법에 사용되는 생약들은 유럽 생약전문위원회(ESCOP)의 심사와 허가를 받고 있으며 성분과 함량이 표준화되어 있어 유럽에서는 의사들도 어려움 없이 처방하여 사용하고 있다.

② 역사

원시인들은 여러 종류의 식물들을 질병치료에 경험적으로 사용하다가 효과가 있음을 우연히 알게 되었을 것이다. 이렇게 특정한 식물이 질병을 치료하는데 효과를 나타낸다는 경험에서 서양의 약초요법인 생약요법이 시작되었다.

역사적으로 살펴보면 BC 3,000년경 페르시아인이 당나귀나 물소들의 여물통이 닳아 없어지는 곳에 핀 곰팡이를 상처 치료제로 사용하였는데, 이것이 인류 최초의 항생제 치료였다. BC 2,500년경 이집트의 의사 임호텝은 마늘, 양파, 무를 감염성 질환 치료에 사용하였다. 그리스의 히포크라테스(BC 460~377년)는 경련이나 류머티즘과 열병을 치료하기 위해 포플러 나무나 버들가지 나무 껍데기를 추출하여 사용하였다. 갈레노스(AD 129~199년)는 자연식물의 조제를 위한 기본 규정을 만들었는데 오늘날에도 식물자원을 이용한 약품조제기술은 그의 이름을 따서 갈레닉(Galenik)이라 부른다. 중세시대의 수도원은 약품조제도 시행하였는데, 힐데카르트 폰 빙엔(Hildegard von Bingen)은 정신을 맑게 하고 호흡이 잘 되게 하거나 통증을 제거하기 위해 박하를 사용했다. 그리고 스위스의 화학자 파라셀수스(Paracelsus)는 1회 복용량에 따라서 박하가 독이 될 수도 있고 약이 될 수도 있다는 사실을 최초로 밝히고 그동안 알려진 수많은 자연식물을 효능별로 구분하고, 화학구조식을 기입하였다.

이와 같이 서양의 약초요법(생약요법)은 주로 유럽에서 의미 있는 대체의학의 역할을 하였다.

③ 효능

식물자원에 함유되어 있는 유효성분을 피토케미칼(phtyochemicals)이라 하며, 현재까지 약 2만 여종이 분류되어 있다. 이들은 화학구조식을 기준으로 나누면 페놀이나 플라보노이드계(flavonoids), 테르펜계(terpene), 알칼로이드계(alkaroids) 물질로 구분된다.

구분	화학구조식
페놀, 플라보노이드, 벤젠고리	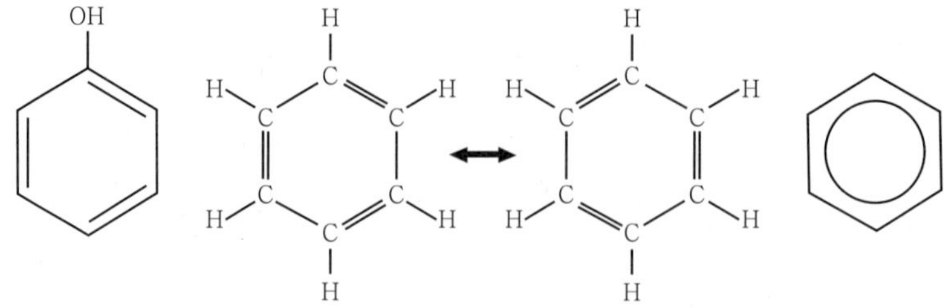
테르펜	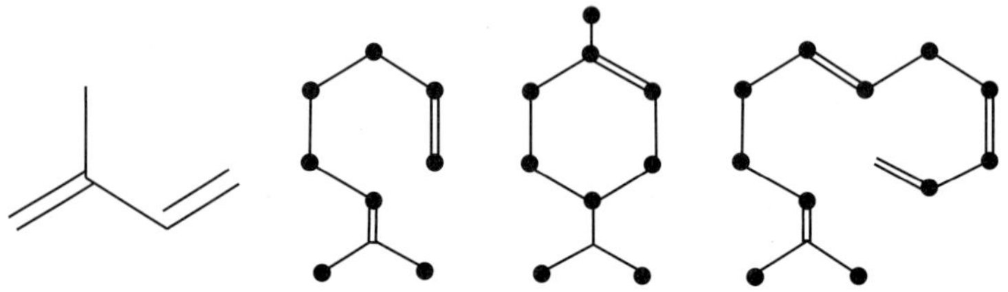 2-메틸-1, 3-부타디엔 (isoprene)　미르센　리모넨　알파-파네신
알칼로이드	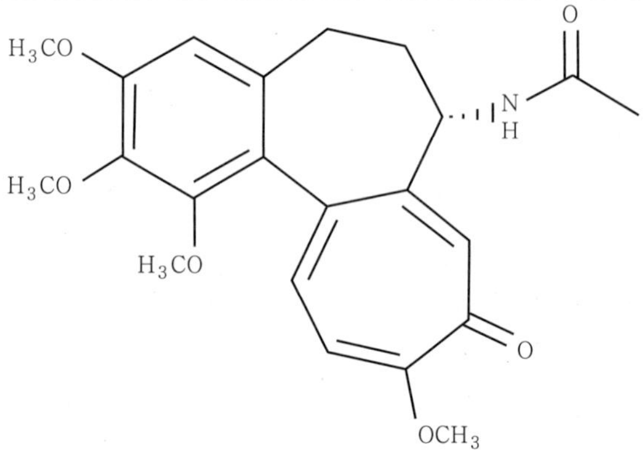

[그림 3-3] 피토케미칼의 화학구조식

　자연식물은 채취된 상태 그대로 또는 말려서 복용하기 편리한 형태로 제조된다. 최적기에 수확·채집된 식물은 신선한 상태로 즙, 시럽 혹은 술에 담근 형태 등으로 제조된다. 건조된 형태는 저장성이 높아 오래 보관할 수 있는 장점이 있다. 식물자원(약초)은 신선한 형태로 사용되거나 말려서 분말, 차, 추출물 형태 등으로 사용되어 왔다. 추출물 형태는 온수나 냉수에 담그는 방법, 술에 담그는 방법, 오일 또는 식초 등에 담그는 방법 등이 있다. 각각에 따른 조제법과 용법 및 용량은 각국의 약전에 표준화되어 사용되고 있다.

천연 식물자원에는 생리활성물질들이 다양하게 함유되어 있어서 여러 종류의 질병 치료에 사용된다. 식물에 함유되어 있는 생리활성물질의 생화학적 물리적 특성은 햇빛의 양, 강우량, 기온, 지리적 위치, 수확 시기와 같은 자연적 변화에 따라 좌우된다. 그리고 약품 개발전 행해지는 식물의 건조, 저장, 추출방법과 같은 전처리에 따라서 식물에 함유된 내용물이 질적으로나 양적으로 달라질 수 있다. 따라서 약품의 일정한 품질보장을 위해 자연식물 유래 약품을 생산하는 개별적 과정의 투명성이 요구되고 있다.

약효를 지닌 식물자원은 약효성분을 분석하고 힘량이 충분한지 검증해야 한나. 그리고 자연식물에서 유래된 약품도 서양 전통의학의 종합 의약품과 마찬가지로 기준에 따라 검사를 받는 것이 필요하다.

그동안 서양에서 과학적 검증연구가 활발히 이루어져서 그 효과와 안정성이 검증된 식물자원들은 다음과 같다.

Tips of story 1

피토케미칼

피토케미칼(phytochemicals)의 기능은 항산화 작용, 면역기능강화, 해독작용, 호르몬의 역할, 박테리아나 바이러스를 죽이는 작용 등 다양하다. 피토케미칼은 신선한 과일과 채소, 콩류, 차류, 견과류에 많이 존재하며, 밝고 예쁜 색을 띠고 있는 식품일수록 피토케미칼과 미량영양소 성분을 많이 함유하고 있다.

따라서 여러 가지 피토케미칼들을 함유하고 있는 식물성 식품들을 골고루 섭취하면 체내에서 시너지 효과를 얻을 수 있어 더 좋은 생리활성을 얻을 수 있다.

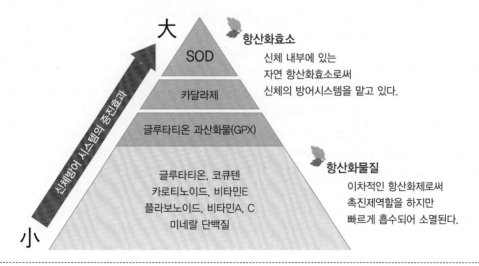

✱ 표 3-7 서양의 생약요법에 많이 사용되고 있는 약초 사례

종류	효능
은행	은행(ginko) 추출물은 유럽 각국에서 인지능력장애와 말초혈관장애에 광범위하게 사용되고 연구되었는데, 최근에는 미국에서도 같은 용도인 치매와 기억력 증진의 치료목적으로 많이 사용되고 있다. 그 밖에도 은행 추출물은 순환장애(뇌혈관 및 말초동맥 부전), 이명, 발기부전, 천식, 알레르기, 월경 전 증후군, 우울증 등을 치료하는 데 사용된다.
생강	생강(ginger) 뿌리는 주로 오심의 치료 및 예방 목적으로 사용된다. 고대 아시아, 인도, 아랍의 전통 생약의학에서 알려진 이후부터는 관절염, 산통, 설사, 심장질환의 예방과 치료에 사용되고 있다.
마늘	마늘(garlic)은 가장 오래된 생약요법 중 하나이다. 감염, 창상, 호흡기질환, 설사, 류머티즘, 심장질환, 당뇨병 등의 질환에 사용되고 있다. 최근에는 심장질환, 동맥경화, 암 예방, 항산화제로 쓰이고 있다. 아울러 콜레스테롤과 혈압을 낮추는 데도 사용되고 있다.
송이버섯	송이버섯(agaricus)의 원산지인 브라질의 피에다테 산맥 지방은 세계 유수의 장수지대로 생활 습관병의 발생률이 낮다. 예로부터 이 지대에서는 초원에 자생하는 아가리쿠스를 식용하고 있다. 이 버섯은 1965년 일본에 처음 유입되어 그로부터 약 10년 후에 인공 재배에 성공했다. 지금까지 T세포, NK세포 등 면역세포의 활성화, 쓸개암 쥐의 항종양작용 등이 보고되어 있고, 그 외 종양세포에 항제작용을 나타내는 성분도 보고되었다. 이처럼 버섯다당류는 주로 항종양 유효성분을 가지고 있다.
파프리카	파프리카(capsicum peppers)와 같은 고추 계열의 많은 식물들은 전통적으로 중앙아메리카, 남부아메리카 및 아시아 등지에서 심혈관계, 순환계, 호흡기계의 질환을 비롯하여 장 질환, 창상, 화상, 관절통, 두통 등을 치료하는데 사용되었다. 현재는 캡시컴(capsicum) 종의 추출물이 주로 급·만성통증 증후군의 국소 진통제로 쓰인다. 캅사이신은 제약 업계에서 생산하는 약품의 원료로 활용된다.
산머루 및 보리지	역사적으로 산머루와 보리지 식물의 잎은 류머티스성 염증질환에 이뇨제로 사용되었다. 산머루(black currant)가 설사에 쓰인 반면, 보리지(borage oil)는 해열제, 거담제, 일반적인 강장제로 쓰였다. 현재는 두 식물의 오일 모두 γ-리놀렌산(GLA)을 풍부하게 함유한 원료로 알려져 있다.
녹차	녹차(catechin)의 카테킨은 식물 폴리페놀의 일종으로 항산화력이 있어서, 생체 내에서 과잉으로 발생한 활성산소를 제거한다. 특히 안지오텐진의 변환(I-II)을 억제하는 능력이 있어 혈압 상승을 억제하는 기능도 알려져 있다.
산사나무	산사나무(hawthorn)는 전통적으로 강심제 역할을 한다고 알려진 후 심부전, 협심증 등 관상동맥질환, 고혈압, 부정맥 치료에 사용되고 있다.
덩굴월귤	덩굴월귤(cranberry)에 함유된 프로안토시아니딘은 요로감염균이 요로상피에 접착하는 것을 막아 감염을 예방한다. 유럽과 미국에서 덩굴월귤주스를 섭취하는 것은 요로감염의 예방과 치료에 사용해온 전통 민간요법이다.
에키나세아	에키나세아(echinacea)는 북아메리카에 사는 국화과 식물로서 주로 기침, 감기 및 기타 경미한 상기도 감염과 유사한 질환을 치료하거나 예방에 도움이 되는 것으로 알려져 있다. 아메리카 원주민들이 전통적으로 감염과 창상을 치료하는데 사용했다. 최근에도 감염에 대한 신체의 저항력을 길러주는 면역계 활성물질로 많이 쓰이고 있다.

알로에 겔	알로에는 백합과의 알로에속에 속하는 다년생 초본이다. 원생지는 아프리카 대륙인데, 현재는 열대와 온대지방에서 자란다. 종류마다 차이가 있지만 알로에베라, 사포나리아, 아보레센트 등이 주로 식용으로 쓰인다. 외용으로는 작은 찰과상, 화상, 창상 및 여러 가지 피부과 질환에 주로 사용된다. 알로에 겔(aloe gel)은 여러 문화권에서 가정 상비용 약제로 사용하고 있으며, 상업용 피부로션, 자외선 차단 크림 및 화장품의 원료로 사용된다.
아시아 인삼	아시아 인삼(Asian ginseng)은 활력을 증진시키고 스트레스를 경감시키며, 집중력을 개선시키는데 효과가 있다. 그리고 심혈관계 질환의 치료에 많이 추천된다. 전통 중국의학에서는 인삼을 신체의 생령력인 기를 회복시키는데 사용하였다.
승마	승마(black cohosh)는 북미에서 오랫동안 진통이나 불임 등 여성 특유의 질환에 쓰여 온 허브로 1950년대 말기 이후 갱년기 장애에 대한 치료로 쓰이고 있다. 1950년대에 독일에 소개되었을 때는 에스트로겐의 대체물질로 많이 쓰였다. 이는 승마가 에스트로겐과 유사한 효과를 내면서도 해로운 부작용이 없을 것으로 생각되었기 때문이다.
마황	마황(eqhedra sinica)은 중의학에서 수천 년 동안 수렴제, 이뇨제, 해열제 및 기침 치료제로 사용되었다. 마황은 교감신경자극물질인 에페드린을 함유하고 있는 것으로 밝혀졌는데, 미국에서 1924년 천식의 경구용 치료제로 소개된 이후 지금까지 호흡기계 질환과 비강의 울혈에 유용하게 쓰이고 있다. 최근에는 미국에서 마황이 체중감량을 위한 식욕억제제로 사용되어 많은 논란을 일으키고 있다. 마황은 중국의 생약의학에서 중요한 위치를 차지하고 있으며, 복합 처방의 구성 약물로 많이 사용된다.
당귀	당귀(dong quai)는 부인과 질환의 처방에 가장 빈번하게 사용된 유명한 중국 생약이다. 전통 중국의학에서는 당귀를 주로 건강 증진, 허혈성 질환 및 여러 가지 산부인과적 질환 등의 치료 목적으로 사용한다. 미국에서는 일반적인 여성 강장제로 판매되고 있으며, 특히 월경 전 증후군, 무월경, 불규칙한 월경, 월경곤란, 폐경증후군 등을 치료하고자 할 때에도 사용된다.
감초	감초(licorice)는 수천 년 동안 의료계에서 약초로서 뿐만 아니라 향미제로 사용되어 왔다. 전통적인 중국의 처방에서는 감초가 흔히 포함되는데 같이 처방된 약초의 독성을 통합하고 감소시키기 위한 융화제로 사용된다. 중국과 서양에서 알레르기, 감기, 기침, 인후통, 기관지염, 천식 그리고 결핵 같은 기관지 이상에 사용되어 왔다. 새로운 약제들의 우수성으로 사용이 감소하였으나 많은 생약학자들은 여전히 감초를 선호하고 있다. 일본에서는 간독성이 있는 약제의 부작용을 예방한다는 이유로 다양한 중독과 바이러스성 간염의 치료에도 사용되어 왔다.
심황	심황(tumeric, curcuma longa)은 인도에서 전통적으로 양념, 식욕 증진제로 인식되어 왔으며 구풍제로 작용하며 소화 장애 뿐만 아니라 담석과 기타 담도계 문제들을 치료하기 위해 사용된다. 인도, 중국 그리고 기타 동남아시아 국가에서 천식과 감기의 치료제로 부스럼, 타박상, 곤충 물린데, 기타 피부 병변에 연고, 습포제로 사용한다. 심황은 월경 문제, 통증, 간질, 호흡기 감염, 출혈, 설사, 황달 그리고 류머티즘 질환에도 경구용으로 사용되고 있다.

④ 부작용

생약요법에 사용되는 자연약물은 부작용이 적고 복용하기 좋다고 생각하기 쉬우나 사용되는 자연생약의 신뢰성에 대하여 여러 가지 의문이 제기되고 있다. 식물에서 채집된 자연생약도 부작용을 일으킬 수 있기 때문이다. 가장 흔한 부작용으로 설사, 메스꺼움 및 구토 등이 있다. 마늘, 은행, 인삼은 항응혈제와 같이 쓰일 때 출혈의 위험을 증가시킬 수 있고, 망종화(St. John's wort)는 경구 피임약이나 항응혈제 등과 함께 복용하면 효과가 저해될 수 있다고 한다. 그리고 수입 식물자원(약초)의 경우 납과 같은 유독 중금속이나 살충제가 함유되어 있음이 빈번히 발견되고 있어 안전성에서도 문제점이 나타나고 있다. 이러한 부작용을 막기 위해 생약 제조업자는 약품 구성성분에 대한 종류와 분량을 정확하게 기재해야 하며, 질적 요구뿐 아니라 생약에 대한 최고 수준의 검사를 통해 안정성을 높여야 한다.

[표 3-8]에는 서양 생약에서 사용빈도가 높은 식물약제의 용도와 부작용을 함께 제시하였다. 그리고 [표 3-9]에는 서양 생약에서 사용빈도가 높은 식물약제와 약물과의 상호작용을 제시해 놓았다.

✻표 3-8 식물약제의 용도와 나타날 수 있는 부작용

허브	용도	부작용
컴프리	국부적 상처	간 손상
에키나시아	상부 호흡기 감염	드물게 일시적 알레르기 반응
피버퓨	편두통 예방	구강, 입술 부종, 위장 불편, 혀의 염증
마늘	혈액응고, 동맥경화, 혈압, 혈중 콜레스테롤 감소	구취, 거식증, 과도한 출혈, 마늘냄새, 알레르기 반응, 일시적인 소화불량증, 헛배부름
생강	메스꺼움, 멀미	드물다, 일시적 가슴앓이
은행	치매, 기억상실, 순환장애	드물다, 과도한 출혈, 두통, 일시적 복통, 피부과민
인삼	강장제, 혈당 감소	드물다
카바	분노, 스트레스, 불면	간부전, 두통, 불안감, 소화불량증, 일시적 간염, 졸음, 진전, 피부염(과량 시)
망종화 (St.John's wort)	경미한 우울증	구강건조, 두통, 드물게 일시적 복통, 어지러움, 피로, 피부염, 피부 감광성

✱ 표 3-9 식물약제와 약물과의 상호작용

식물약제(허브)	약물	상호작용
미국산 인삼	에스트로겐, 부신피질호르몬제	호르몬 반응 강화
	유방암 치료제	암세포의 성장저해 촉진
	혈당 조절제	혈당 수준 영향
에키나시아	부신피질호르몬제(면역억제제)	약물의 효능감소
달맞이꽃유, 지치	항경련제	발작 역치 저하
화란국화	아스피린, 항염증제	허브의 편두통치료 효과 무효화
화란국화, 인삼, 은행, 생강, 아시아 인삼	와파린, 쿠마린(항응혈제)	출혈시간 연장, 출혈 증가
마늘	단백질 분해효소 저해제	약효 감소
카바, 쥐오줌풀	마취제	약효 증강
켈프	갑상선 호르몬 대체제	약효 저해
감초, 질경이, 서양산사나무, 아시아 인삼	Digoxin(허브디기탈리스에서 제조한 심장약)	약물 효과나 모니터링 저해
망종화, 톱야자	철분	허브에 있는 탄닌이 철 흡수 저해

⑤ **전망**

1993년 미국 식약청(FDA)에서는 아직 약물로 규정되지 않은 생약과 기타 영양 보조제들에 대한 엄정한 판매 규정 준수를 제안하였는데, 이에 소비자들과 보조제 회사들이 강력하게 항의하고 나섰다. 그 결과 1994년 국회에서 이른바 식이보조제 보건교육법(Dietary Supplement Health and Education act, DSHEA)이 통과되었다. 이 DSHEA는 생약을 식품 보조제(아직 약물로 판매 되지 않았으면서 건강을 증진시키는 목적으로 사용된 수많은 비타민, 미네랄, 아미노산, 효소 및 기타물질)로 분류함으 로써 시장을 급격히 변화시켰고, 미국에서 수 조원의 산업을 만들어내는 결과를 가져왔다.

독일에서는 전통적으로 생약의학이 수세기를 거치면서 번성하였고, 내과 의사들과 규제 기관들도 생약의학을 잘 받아들이고 있으며, 생약에 대한 과학적이고 임상적인 연구들이 독일 연구자들에 의해 진행되고 있다. 독일의 생약제품에 대한 공인은 Federal Institute for Drug and Medical Devices(FIDMD) 산하 기간인 ESCOP(European Scientific Cooperation of Phytotherapy) 위원회(미국의 식품 의약청과 유사함)의 긍정적인 조사 결과들에 의해 가능했다.

현재 독일과 미국에서는 보다 나은 타당성을 정립하고자 생약연구에 더 많은 노력을 기울이고 있는데, 이 연구들은 적절한 통계적 검정을 갖춘 더 엄격한 무작위 이중맹검, 위약 임상대조시험에 근거하고 있다.

이러한 노력에 힘입어 생약의학의 안전성과 효용성에 관한 표준화가 설정되어 EU국가에서는 의사의 약 80% 이상이 현대 보완의학약품과 동시에 생약의학을 병행하여 환자에게 처방하고 있다. 증상이 경미한 환자에게는 생약의학에서 쓰이는 약품만으로 처방하여 환자들을 치료하고 있을 정도다. 미국에서도 이러한 유럽의 약초요법이 도입되어 치료효과가 있는 약물은 정확한 복용량을 정해서 사용하고 있다. 그러나 미국은 유럽과는 달리 많은 생약들이 DSHEA에 따라 식이 보충제로 허가되어 판매되고 있어서 식품의약청에서 이를 제제하려는 움직임을 보이고 있다.

우리나라는 안정성이 중요시 되는 생약(의약품)으로 허가 받기보다는 건강기능식품으로 허가 받아 판매되고 있는 추세다.

2) 중국 약초요법

① 정의

중국의 약초요법(Chinese herbal medicine therapy)은 중의학 진단법에 근거하여 약을 복용해야 하는 사람의 특성에 맞춰 한 가지 또는 여러 종류의 약초를 처방하고 조제한 것으로 질병을 치료하는 치료법이다. 조제는 중의학 처방전에 따라 건조한 식물의 구근(말린 생강, 백합 뿌리나 인삼 뿌리), 건조한 식물의 잎, 꽃, 씨앗 및 풀과 줄기 등과 같은 약초를 끓이고, 찌고, 짜는 과정을 거친다.

② 역사

중국의 약초 사용은 BC 3,494년으로 거슬러 올라가는데 약초 사용의 창시자는 전설적인 인물인 신농(Shen Nong)으로 알려져 있다. 신농의 발견은 여러 세대를 거치면서 구전되어 전해지는데 그는 약초의 효능을 알아내기 위해 직접 다양한 약초를 맛보았다고 한다.

또 다른 위대한 약초 전문가로 장중경(Zhang Ji)이 꼽히는데, 그의 저서인 상한론은 오늘날에도 효율적으로 사용되는 100가지 이상의 처방을 포함하고 있고, 총 730종의 약초를 기록으로 남겨 약초 연구에 지대한 영향을 주었다.

③ 효능

많은 중국 약초들이 항염증작용, 항균작용, 그리고 항암효과를 가지고 있다고 보고되었다.

중의학에서는 질병치료시 약초요법을 침술과 병행하여 사용하면 그 효과가 더 증진된다고 여긴다.

중국의 약사들은 약초의 맛에 기초하여 5가지 맛(五味)으로 분류하고 다음과 같은 질병치료를 위해 처방하였다[표 3-10].

✳ 표 3-10 약초의 오미(五味)에 따른 처방

맛의 종류	처방 질환
신맛의 약초	오랜 감기, 만성설사 및 대사저하 등
쓴맛의 약초	관절염과 감염성 질병 등
단맛의 약초	소화, 호흡, 면역 및 내분비계 조절 등
매운맛의 약초	기의 분산 및 혈액순환장애 등
짠맛의 약초	근육이완 등

④ 부작용

중국의 한의서에는 약 6천종의 약초가 기록되어 있고, 그 가운데 600종의 약초들은 오늘날에도 사용된다. 그러나 중국 약초는 제조업자들이 약초를 판매하기 전, 제품의 안전성과 효율성을 증명할 필요가 없기 때문에 안전성이 확보되어 있지 않다.

때문에 중국의 약초는 안전상의 문제가 빈번히 발생되어 왔는데, 그 이유는 자격 없는 시술자들이 조제하거나 혹은 낮은 품질의 약초가 사용되었기 때문이다. 약물을 복용할 사람의 요구사항에 적절치 못하게 약초가 조제되었을 경우 변비, 설사, 구토, 위장장애 등과 같은 부작용이 일어날 수 있다.

따라서 안전성 확보를 위해서는 약초에 관한 정확한 정보를 가지고 있는 등록기관에서 작성한 지침서에 준해서 공식 중국약초의학(register of Chinese herbal medicine)에 등록된 전문 시술자(약사)들에 의해 약물이 조제되어야 한다.

⑤ 전망

NCCAM에 의해 보고된 중국약초의 암, 심장질환, 당뇨, HIV/AIDS의 효과에 대한 연구결과는 [표 3-11]과 같다.

이러한 중국 약초들의 연구를 검토해보면 중국의 약초요법이 보다 많은 과학적 연구를 필요로 한다는 것을 알 수 있다. 그러나 이는 중국약초들이 효과가 없다는 것을 의미하는 것은 아니다. 많은 약초들이 수백 년간 중국 약사들에 의해 아프거나 상처 입은 사람들을 치료하는 데 사용되어 왔음을 명심해야 한다.

그러므로 현대의학적 관점에서 중국약초 혹은 그 혼합물이 어떤 질병에 효과적이란 사실이 과학적으로 규명된다면, 미래에는 중국약초들을 더욱 많은 질병 치료에 사용할 수 있을 것으로 전망할 수 있다.

✽ 표 3-11　미국 NCCAM에 의해 보고된 중국약초의 효능

약초명	연구결과
황기	황기는 역사적으로 면역체계 강화와 유지를 위해 사용되었으나, 어떤 질병에 황기가 효과적인지에 대한 연구결과는 부족한 상태다. 몇몇 연구는 황기가 독자적 혹은 다른 약초와 결합하여 면역체계, 심장, 간, 그리고 암을 위한 대체치료에 잠재적인 효과가 있을 수도 있다고 보고하고 있으며 NCCAM의 연구원들은 면역 체계에 대한 황기의 효과를 연구 중에 있다.
계피	계피의 줄기와 껍질(표피)은 순환기계를 개선시키고, 알레르기 반응을 줄이며, 몸의 상·하부를 조절한다고 하나 NCCAM에 의해 연구된 바는 없다.
생강	생강은 소화를 돕고, 음식에 있는 독성을 중화하고, 구토 증세를 완화하기 위해 사용되었다. 또한 류마티스성 관절염, 뼈 관절염, 인대와 근육통증에 사용되었다. 몇몇 연구결과에서 짧은 기간 동안의 생강 복용은 임신성 구토를 안전하게 줄였다고 한다. 그러나 생강이 운동, 화학요법 혹은 수술에 의해 야기된 구토에 효과적인지 아닌지에 대해서는 아직 의견이 분분하다. 현재는 화상에 대한 긍정적 성분과 효과뿐만 아니라, 건강 목적을 위한 생강 사용의 일반적 효과와 안전성을 조사하는 연구가 진행 중이다. 또한 인대 염증, 류마티스성 관절염, 그리고 골다공증에 대한 생강의 식품 보완재로의 효과도 연구 중이다.
인삼	인삼은 혈압을 정상화하고, 혈당을 조절하며, 피로를 해소하고, 산소사용을 증가시키며, 면역기능을 강화한다. NCCAM에서의 연구는 아시아 인삼이 혈당을 낮추고, 면역 기능에 이로운 효과를 준다고 보고하였다. 또한 인슐린 저항, 암 그리고 알츠하이머병의 치료에서 잠재적 역할을 연구 중이다.
감초	감초는 글리사이리진(glycyrrhizin)이라 불리는 화합물을 함유하고 뿌리는 매우 달거나 간혹 쓰기도 하다. 독성을 중화시키고, 열상을 경감시키고, 소화를 도우며, 궤양을 치료하고, 간염을 치료하는 데 사용된다. NCCAM은 감초 추출물의 주사액 형태(미국에서 사용 불가)가 C형 간염에 효과적 이었다고 한다. 그러나 복용형태는 연구되지 않았다. NCCAM에서는 감초의 효과를 규명하기 위한 자료가 불충분하여 더 많은 후속 연구가 필요하다고 보았다.

3) 한국의 약식동원(藥食凍原) 또는 약선(藥膳)

① 정의

약선(medical cuisine)이란 약(藥)이 되는 음식(膳)을 말한다. 현재 한국의 약선은 한의학 이론을 근간으로 하면서 현대과학인 식품학, 영양학, 조리학, 위생학 등 관련지식을 적극 활용하여 사람들의 체질 및 병증에 가장 적합한 형태의 음식을 제공함으로써 건강증진, 질병예방, 병후회복에 그 목적이 있다.

약선은 약식동원의 이론에 근거한 약재와 식품을 통합적으로 결합하여 조리한 음식으로, 약과 식품의 상호보완작용이 기대되는 음식이라고 할 수 있다. 즉, 동양의학의 약식동원이나 의식동원 사상에 근거하여 식품의 영양적 특성과 한방재료의 기능성을 조화시켜 조리한다.

② **기본 원칙 및 특징**

동양의학에서는 정기존내 사부가간(正氣祷內 邪不可干, 인체를 지키는 힘이 있다면 결코 질병에 걸리지 않음, 황제내경) 혹은 사지소주 기기필허(邪之所湊 基氣必虛, 병이 들었다는 것은 어딘가 허약해졌기 때문)라는 기본 원칙에 의해 질병을 치료할 때 일반적으로 먼저 음식으로 처방해보고 차도가 없을시에 약을 처방한다. 약선은 이러한 동양의학 사상에 그 뿌리를 두고 있다.

약선은 한의학의 기본이론과 식약동원(食藥同源) 사상에 근거해서 약식의기(藥食宜忌, 병이 있을 때 먹으면 안 됨)를 중시하며, 약재와 식재료를 합리적으로 배합함으로써 질병을 예방하고, 양생보건(養生保健), 강복(康復, 병후의 건강회복) 및 연년익수(延年益壽, 수명연장)를 달성하고자 하는 특수한 선식(膳食)이다. 따라서 약선은 약제로서의 기능과 음식으로서의 기능을 아울러 가진다는 점이 가장 큰 특징이다.

약식동원의 특징을 가지고 있는 약선의 원료를 분류하면 **[표 3-12]**와 같다.

③ **전망**

우리나라는 오랜 역사와 전통으로 약식동원 요리가 발달하였다. 예를 들면 여름철 기(氣)가 약하거나 허할 때 섭취하는 보양식으로 인삼을 넣은 삼계탕을 쉽게 떠올릴 수 있다. 이와 같이 우리나라에서 약선은 한방요리 정도로 인식되어 온 것이 사실이다. 따라서 약선이 대체요법으로 활용되기 위해서는 역사와 전통 속에 산재해 있는 약식동원 음식에 대한 과학적인 검증이 필요하다.

우리나라는 단군신화 속의 쑥과 마늘 이야기로 시작해서, 조선시대 허준의 동의보감, 이제마의 동의수세보원, 전순의의 식료찬요 등의 서적 및 다양한 세시풍속(대보름, 단오, 동짓날) 등에서 많은 약식동원(약선)을 발견할 수 있다. 이러한 문헌이나 고증자료들을 과학적으로 입증해 낸다면 한국 약선의 세계화가 가능할 것으로 예측한다.

✱ 표 3-12	약선의 원료에 따른 분류
곡류	곡류는 화본과(禾本科)의 식물의 종인(種仁)으로, 대부분 맛이 달고 평(平)한 성질을 가지고 있어서 강장익기(強壯益氣, 영양을 도와 체력을 증진하고 기운을 보태줌)의 효능이 있으며, 각종 죽이나 밥, 면 등으로 가공되거나 술, 식초, 장, 엿 등의 가공품의 재료로도 사용된다.
두류	콩과 식물로 대두, 팥, 녹두, 백편두, 작두콩, 동부 등이 있으며, 성질이 감평(甘平)하거나 미량(微凉)하여 이뇨, 해독에 효능이 있다. 콩은 콜레스테롤 억제작용과 고지혈증, 동맥경화증이나 당뇨환자에게 응용하기 좋은 식품이다.
채소류	부식으로 이용되는 초본식물의 총칭으로, 청열(淸熱, 열을 식혀줌), 이뇨, 해독작용이 있다. 양념으로 많이 사용되는 파, 마늘, 생강, 고추, 고수 등과 같은 향신채소는 따뜻한 성질을 가지고 있다.
과일류	식물의 과실이나 종인 등이 있으며, 찬 성질의 것들은 청열의 기능이 있고, 달고 신맛이 나는 것들은 진액을 보충해주는 생진작용이 있다. 건과일은 건비보신(健脾補腎, 비위를 튼튼하게 하고 오장을 이롭게 함) 작용이 있다. 일부 건과는 통변의 효능이 있어 장을 이롭게 한다.
육류	한의학에 의하면 축육류와 가금류는 곡식, 과일, 채소 등 초목류 식품에 비해 보익작용이 강하고 영양가치가 높다고 한다. 『소문』에 "오축(五畜)으로 보익한다"는 말이 있는데 오축은 원래 소, 양, 돼지, 닭, 개를 가리키고 오장을 보하는 작용을 가지고 있다고 하였다.
어패류	해산물은 대체로 함미가 많고, 강에서 나는 것은 평성이 많다. 담수어 중 비늘이 있는 고기는 성질이 평하거나 약간 따뜻하여 체질이 차가운 사람들이 복용하면 좋지만, 열병 후의 환자는 많이 먹으면 좋지 않다. 비늘이 없는 고기는 성질이 평하고 약간 차가워서 몸에 열이 있는 자가 복용하면 좋다.

Tips of story 2

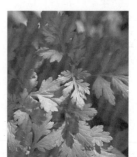

단군신화(檀君神話) 속 쑥과 마늘이야기

단군신화는 우리나라 최초의 건국신화(建國神話)로 원시시대부터 민간에서 구전되어 전해 왔으나, 가장 오래된 기록은 13세기 말 일연(一然)의 삼국유사(三國遺史)이다. 고기(古記)에 의하면, 환웅(桓雄)이 3천 명의 무리를 거느리고 태백산 마루 신단수(神檀樹) 아래에 신시(神市)를 열고 여러 신들과 세상을 다스렸다. 이때 곰과 호랑이가 사람이 되고자 하니 환웅은 쑥과 마늘만으로 100일간 햇빛을 보지 않으면 사람이 될 수 있다고 하였다. 참을성 많은 곰만이 삼칠일(三七日)을 견뎌내 사람이 되었고(熊女), 환웅과 결혼하여 아들을 낳으니 그가 곧 단군이다. 단군이 평양에 도읍하여 국호를 조선(朝鮮)이라 하였고, 뒤에 아사달에 천도하여 1,500년 간 나라를 다스렸다고 한다.

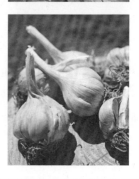

환웅이 제시한 쑥과 마늘은 우리 몸을 이롭게 해주는 식물성 식재료이자 병든 자를 치료해 주는 약재였다. 100일간 햇빛이 들지 않는 어두운 공간에서 외부와 차단된 채 100일을 견디어 낸다는 것은 정화의례에 따르는 시련과 신비화 과정으로 정신적인 인내력이 필요함을 상징하는 구절로 보여진다.

허준의 동의보감

허준 등이 지은 한의학에 대한 임상의학 백과사전으로서, 1596년(선조 29년)부터 편찬하여 1610년(광해 2년)에 완성된 의학서이며 당시의 의학을 집대성했다는 평가를 받고 있다. 허준이 직접 간행에 관여하여 나온 동의보감은 국립중앙도서관과 한국학중앙연구원에 소장 중으로, 각각 국보 319호와 319-2호로 지정되었으며, 2009년 7월 31일 유네스코 세계 기록 문화유산으로 등재되었다.

이 세계적인 의서는 선조 30년(1597년) 임금의 병과 건강을 돌보는 어의(御醫) 허준(1546~1615년)이 선조의 명을 받아 중국과 우리나라의 의학 서적을 하나로 모아 편집에 착수하여 광해군 2년(1610년)에 완성하고 광해군 5년(1613년)에 간행한 의학 서적이다.

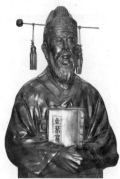

동의보감의 전체 구성은 모두 다섯 편으로 내경편(內景篇), 외형편(外形篇), 잡병편(雜病篇), 탕액편(湯液篇), 침구편(鍼灸篇)으로 되어있다.

백성의 건강을 위해 활발히 활용되었던 동의보감에 대한 과학적인 증명이 이루어진다면 한국 약선의 세계화도 가능하다고 할 수 있다.

이제마의 사상의학

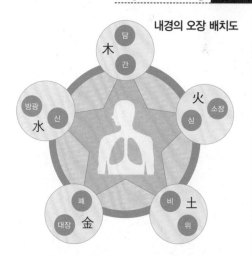

내경의 오장 배치도

사상의학이론은 1894년 이제마(李濟馬)가 동의수세보원(東醫壽世保元)이라는 책을 발표하면서 이 세상에 알려졌다. 이제마 선생은 젊어서 유학을 공부했고, 30대 중반부터 유학을 새롭게 정리하기 시작하였다. 어려서부터 지병이 있어 전국을 떠돌아다니며 자신의 병을 치료하고자 했으나, 기존 한의학으로는 자신을 병을 치료하지 못한다는 사실을 알고 나서 새로운 의학체계(체질론)를 세우게 되었다.

이제마 선생의 사상의학에서는 사람의 체질을 사상(四象), 곧 태양(太陽)·태음(太陰)·소양(少陽)·소음(少陰)으로 나누고 있다. 이 의학이론에 따르면 자신이 속한 사상체질에 따라 내부 장기의 기능, 마음의 욕심, 타고난 성향과 재주, 몸의 형태와 기운의 형상, 얼굴의 모양과 말하는 기운 등이 서로 다르며 이에 따라 생리, 병리, 약리 및 건강한 삶을 살기 위한 조건 등이 서로 다르다. 따라서 같은 증상을 보이더라도 각자의 체질에 맞는 치료법을 써야 그 효과를 극대화 할 수 있다는 원리에 따른다.

식료찬요

어의(御醫) 전순의(全循義)가 저술한 이 책은 세조가 식료찬요(食療纂要)라고 이름 지었으며, 서문을 작성하라고 명하여 세조 4년(1460년)에 완성된 한국 최고(最古)의 식이요법서(食餌療法書)이다. 세조의 명에 따라 편찬된 식료찬요는 일상생활 속에서 쉽게 구할 수 있는 음식으로 질병을 치료하는 방법만을 발췌하여 기록한 책으로 식료는 음식으로 질병을 다스린다는 뜻이다. 내용은 중풍을 치료하는 방법을 설명한 제풍(諸風)부터 가슴과 배의 통증을 다스리는 심복통(心腹痛), 급경풍(急驚風)의 발작을 다스리는 경간(驚癇) 등 모두 45가지 질병에 대한 식이요법을 오곡(五穀), 오육(五肉), 오과(五果), 오채(五菜) 등 175개의 식재료로 다스릴 수 있도록 구성되어 있다.

전순의는 식료찬요 서문에서 '처방을 내리는데 있어서 먼저 식품으로 치료하는 식료(食療)를 우선하고 식품으로 치료되지 않으면 약으로 치료한다.'고 하였으며, 식품에서 얻는 힘이 약에서 얻는 힘에 비하여 절반 이상이 된다고 하였다. 또한 병을 치료하는데 있어서 오곡(五穀), 오육(五肉), 오과(五果), 오채(五菜)로 다스려야지 어찌 마른 풀과 죽은 나무의 뿌리에 치료방법이 있을 수 있겠느냐고 하여 병을 치료하는데 있어서 반드시 식품으로 치료하는 것을 우선해야 함을 강조하였다.

질병의 치료와 예방의학에 있어 음식요법이 주목받고 있는 현대 사회에서, 최고의 식이요법서라 할 수 있는 식료찬요의 처방들을 잘 활용한다면 현대인들도 많은 도움을 받을 수 있을 것이라 생각된다.

대보름 부럼과 9가지 나물

정월 대보름(正月大보름) 또는 대보름은 음력 1월 15일로, 오기일(烏忌日)이라고도 하며, 한자어로는 상원 (上元)이라고 한다. '상원'은 도교적인 명칭으로, 삼원(상원, 중원, 하원) 중 첫 번째이다. 새해 들어 처음 맞이 하는 보름날로서 농사의 시작일이라 하여 매우 큰 명절로 여겼다.

대보름에는 오곡밥을 지어 먹으며, 아침 일찍 부럼이라고 하는 껍질이 단단한 과일을 깨물어서 마당 에 버리는데, 이렇게 하면 1년 내내 부스럼이 생기지 않는다고 한다(부럼 깨기). 대보름에 차려 먹는 절식 풍속 가운데 부럼, 오곡밥 및 진채식의 건강 기능적 특성을 소개하면 다음과 같다.

① 부럼

정월 대보름날 새벽에는 부스럼이 생기지 말라는 의미에서 밤·잣·호두 등 단단한 견과류인 부럼을 먹 는다. 부럼은 호두, 잣, 밤, 은행, 땅콩 등 겉이 딱딱한 견과류를 뜻한다. 현대의학으로 보았을 때, 부럼은 아름다운 피부를 가꾸어 주는 필수 지방산의 급원이다. 이런 성분은 건성 피부에 유익하고 피부를 튼튼 하게 한다. 특히 부럼에 풍부한 비타민 E는 피부노화를 막아주는 항산화 기능이 탁월하다.

② 오곡밥

대보름에는 쌀, 보리, 조, 수수, 팥 등의 다섯 가지 이상의 곡물을 섞어 지은 오곡밥과 약밥을 먹는데, 이는 곧 정월 대보름의 주식이다. 특히 다섯 가지 곡식을 섞어 지은 오곡밥을 이웃과 나눠 먹는 것을 대 보름의 미덕으로 여겼다. 정월 대보름날 아이들이 그해의 운수나 건강을 위해서 여러 집의 오곡밥을 얻어 먹는 풍속인 백가반(百家飯)이란 말이 있는데 이는 '백 집이 나눠 먹는 것이 좋다.'라는 뜻이다. 오곡밥의 5 라는 길수(吉數)는 무한대의 긴 것을 나타내고, 밥이 인간의 수명을 지속하게 하는 중요한 양식인 만큼 여 러 집의 밥을 먹음으로써 여러 사람의 명을 빌려 수명을 연장하고자 하는 염원에서 생긴 주술적 행위로 시작되었다.

③ 진채식

호박고지, 무고지, 가지나물, 버섯, 고사리 등 9가지 채소를 가을에 말려 갈무리해뒀다가 대보름날 나 물로 무쳐먹음으로써 겨울 내내 부족했던 비타민과 무기질의 섭취급원 역할을 하였을 것으로 생각된다. 물론 오늘날에도 변비나 만성퇴행성질환을 예방하는 데 효과적일 것으로 보인다.

단오와 창포

음력으로 5월 5일은 우리나라의 고유 명절 '단오'라고 하며 수릿날, 천중절이라고도 한다. 음력 5월은 더운 여름을 맞이하기 전 초여름의 계절이면서 모내기를 끝내고 풍년을 기다리던 중요한 시기여서 음력 5월 5일을 단오로 삼고 제사를 지내면서 풍년을 기원하는 마음으로 하루를 보냈다.

단오를 우리나라 4대 명절로 여긴 가장 큰 이유는 음력 5월 5일은 1년 중 양기가 가장 왕성한 날이기 때문이다. 단오의 건강한 기운을 받기 위해서 아이들에게 창포물에 목욕을 하게 하고, 베개 아래에 창포 잎을 깔아 튼튼하고 건강하게 자라길 기원하는 풍습이 있었다.

창포(*Acorus calamus* L)는 습지에서 자라는 다년생 수초로 수창포와 석창포가 있다. 창포는 진정작용, 건위작용, 진통작용, 항진균작용 등의 효능이 있어 한방의학 측면에서 중요시되고 있고 민간요법에도 많이 활용하는 것으로 알려졌다. 늪이나 강가에서 자생하는 창포가 약효가 뛰어나며, 모발뿐만 아니라 모공에도 효과가 좋아 머리를 감거나 두피에 바르면 마사지 효과도 크고 모근도 튼튼하게 해준다고 한다. 또한 창포로 염색을 하면 모발에 윤기가 살고 그윽한 향으로 좋은 냄새를 풍긴다.

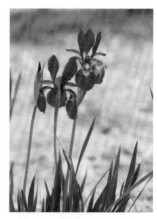

창포

창포는 특유의 향이 있어 벼룩 등 해충들을 퇴치하거나 베옷이나 책에 좀이 스는 것을 방지하는 효과가 있었는데, 여기서 우리 조상들의 지혜를 엿볼 수 있다.

Tips of story 8

동지팥죽

『형초세시기(荊楚歲時記)』에 의하면 "공공씨라는 사람이 재주 없는 아들을 두었는데 동짓날에 그 아들이 죽어 역귀가 되었다. 그 아들이 생전에 팥을 몹시 두려워했으므로 동짓날에 팥죽을 쑤어 역질 귀신을 쫓는 것이다(共工氏有不才之子, 以冬至死爲疫鬼, 畏赤小豆, 故冬至日作赤豆粥以禳之……)."라고 했다.

동지는 해가 가장 짧은 날이라 음(陰)이 극에 달한 날이어서 음성인 귀신이 성하는 날이다. 이를 물리치기 위해 상대적인 양(陽)의 기운을 요구하게 된다. 그래서 양을 상징하는 붉은 팥죽이 음의 기운을 물리친다고 생각했다. 고대인들은 붉은색이 주술적인 위력을 지닌 것으로 믿었다. 그래서 태양, 불, 피와 같은 붉은색을 생명과 힘의 표식으로 삼았고 이를 숭상했다. 따라서 동지는 태양이 죽음에서 부활하는 날로 여겼기 때문에 고대인들의 적색 신앙 잔영으로 붉은색의 팥죽을 쑤게 된 것이다.

동짓날에는 조상께 제사 지낸 뒤 방, 마루, 광, 헛간, 우물, 장독대에 팥죽을 한 그릇씩 놓는다. 또한 팥을 들고 다니며 대문이나 벽에 뿌리면 귀신을 쫓고 재앙을 면할 수 있다고 믿었다.

팥에는 안토시안이라고 하는 기능성 물질이 함유되어 있어 추운 겨울 따뜻한 팥죽을 이웃과 나누어 먹음으로써 감기와 같은 전염병을 퇴치했을 것으로 생각된다.

4) 영양요법

인간은 식품섭취를 통해 얻은 영양소로 성장, 발달하고 건강을 유지한다. 사회가 현대화되면서 현대인들은 가공식품이나 오염된 식품을 많이 섭취하게 되었고[표 3-13], 이로 인해 초래된 영양불균형으로 인해 다양한 질병에 노출되고 있다.

이러한 영양불균형의 원인을 분석하여 식품섭취조절을 통해 건강을 유지하고, 질병을 예방 및 치료 하는 것이 바로 영양요법(nutritional therapy)이다.

미국 국립보건원의 대체의학 소장인 슈테판 E. 스트라우스(Stephen E. Staraus)는 '엄격한 과학적 연구를 통해 약초요법 및 건강보조제가 2020년에는 대체의학에 포함될 것이다.'라고 하였다. 따라서 영양요법은 곧 제도권의학에 포함될 것으로 보이며 질병의 예방과 치료에 중요한 보조치료방법으로 사용될 것으로 전망된다.

현재 영양요법은 대체의학적인 영역에서 중요한 위치를 차지하고 있으며, 그 가운데 식이요법과 영양보충제가 대중적으로 많이 사용되고 있다.

✱ 표 3-13	현대인이 섭취하고 있는 식생활 관련 문제점들
문제 항목	문제 내용
토양오염	보통 식사 때 섭취하는 음식물에는 평균 30가지의 인공 첨가물이 들어 있으며, 다양한 화학물질(살충제, 제초제, 공장 오염물질 등)이 토양을 오염시켜 음식물이나 환경을 통해 인체에 위해를 끼칠 수 있다.
수질오염	수질오염에 의해 많은 수산물 특히 연근해 어류가 오염에 노출되어 있으며, 수돗물에 첨가되는 염소나 불소는 건강에 유해할 수도 있다.
식품첨가물	세계 여러 나라는 식품첨가물에 대한 법적 규제를 실시하고 있다. 우리나라도 1962년부터 식품위생법에 근거하여 217종의 식품첨가물이 지정되어 사용하고 있으며, 현재 미국에서 2만 가지 이상의 식품첨가물이 FDA 공인하에 사용되고 있다. 이 첨가물들은 신경전달체계의 이상, 천식, 폭력 등의 행동장애, 학습장애 등을 일으킬 수 있다.
정크 푸드	현대인의 식단은 많은 가공식품으로 구성되고 있다. 높은 칼로리, 부족한 필수 영양소, 인공첨가물과 포화 지방산이 높은 육류 등이 특징이다. 이런 음식을 섭취하는 경우 비만이나 필수 영양소 부족 문제가 발생할 수 있다.
육류	포화 지방산이 높은 육류는 체내에 필요한 불포화 지방산의 불균형과 유방암, 대장암, 전립선암 발생률을 증가시킬 수 있다.
단순한 식단	현대인들은 외식의 빈도가 높아지면서 음식의 종류는 다르지만 재료나 조리법이 유사한 음식물을 섭취하게 된다. 이들 음식은 대부분 고칼로리, 고지방, 저섬유소식이어서 장기간 섭취하게 되면 만성퇴행성질환에 걸릴 수 있다.
생화학적 독창성	'One person's meat maybe another person's poison(Lucretius of Rome, BC 60)' 사람은 각자의 생물학적 독창성을 가지고 있어 체질에 맞지 않는 음식은 소화와 대사과정에서 다양한 문제를 일으킬 수 있다.
식습관	바쁜 사회생활로 인하여 식사 시간, 저작 횟수가 많이 줄어들었으며 편안한 상태의 식사 시간을 갖지 못하고 있다. 이럴 경우 소화효소가 작용할 수 있는 충분한 음식물의 표면적과 화학 반응을 일으킬 수 있는 조건을 갖출 수 없으며, 이로 인하여 발생한 소화되지 않은 음식물들은 대장에서 산화, 부패하며 직접 혹은 이차적인 면역물질에 의해 체내에서 다양한 면역학적 증상들을 나타낸다. 각종 관절염, 근막염, 비염, 기관지염 그리고 피부질환 등이 이와 연관되어 있다.
방사선 조사식품	방사선 조사시 벤젠(benzene), 포름알데히드(formaldehyde) 등의 독성물질이 발생할 수 있으며 식품에 있는 영양소의 소실이 발생한다.

5) 식이요법

최근 식생활의 서구화와 함께 스트레스 증가 및 운동부족 등의 환경요인으로 인하여 비만, 당뇨병, 심혈관계질환 등 만성퇴행성질환이 증가하고 있다.

만성퇴행성질환은 병을 얻은 후 치료하는 것보다 먼저 예방을 하는 것이 가장 이상적이다. 질병치료방법으로는 약물요법, 수술요법, 방사선요법, 물리치료요법, 심신치료요법 등 그 종류가 다양하지만 식이요법(diet therapy)은 다른 치료방법들에 비해 경제적이면서 합병증의 우려가 적은 장점이 있다.

① 정의

식이요법은 임상영양관리의 한 부분으로서 질병회복에 필요한 치료식을 처방하는 실천학문이다. 따라서 질병에 따른 생리적 변화와 환자 개개인의 영양소 대사능력을 고려하여 영양소의 필요량을 조절하고, 이에 따른 치료식을 처방하여 질병으로 손상된 신체의 기관 및 조직을 회복하며, 또 다른 합병증을 예방하는 데 그 목적이 있다.

식이요법의 실천을 위해서는 질병에 따른 생리적 변화와 이에 따른 영양소 대사변화에 대한 영양원리(영양학, 임상영양학, 응용임상영양학, 기능의학)의 이해와 함께 이를 응용할 수 있는 능력이 필요하다. 즉, 각종 질병 상태와 관계한 특이한 대사 상태를 이해하고 영양섭취의 적합도를 평가하여 적절하게 식이조절을 실시해야 하며, 영양지도와 상담을 통해 전반적으로 식생활이 개선되도록 세심한 관리가 요구된다.

Tips of story 9

영양학

영양학(nutritional science)은 생명체가 생명을 유지하기 위하여 외부로부터 물질을 취하고, 이것을 이동시켜 필요한 물질로 대사시키고, 몸 밖으로 배설시키는 현상을 연구하는 학문이다. 이때 외부로부터 섭취하는 영양관련물질을 영양소라 한다. 인간이 정상적인 성장과 건강을 유지하기 위해서는 약 50여개의 영양소가 필요한 것으로 알려져 있으며 이를 크게 분류하면 에너지 생산과 관련되는 열량소인 탄수화물, 지방, 단백질과 생체기능 조절에 필요한 조절소인 무기질, 비타민, 물 등으로 나눌 수가 있다. 특히 탄수화물, 단백질, 지방질, 무기질, 비타민은 우리가 매일 섭취하는 식품에 함유되어 있고 우리 몸의 유지에 가장 필수적인 영양소로서 5대 영양소라고 한다. 영양소는 체내에서 여러 물질로 대사되는데 영양소를 체성분으로 전환하는 동화작용과 체성분을 분해하는 이화작용으로 나눌 수가 있다.

즉, 영양학은 다양한 영양소들이 체내에 소화, 흡수, 대사, 배설되는 전 과정에 관련된 다양한 생화학과 영양상태 판정, 각 식품의 분석, 생산, 가공, 저장 및 조리, 국민 건강을 위한 영양조사, 영양개선, 영양교육 및 지도, 다양한 식량정책, 가축영양 및 사료 등의 의·약·농·이학의 모든 분야가 밀접하게 관련되는 학문으로 정상적인 식생활을 통해서 개인 또는 집단의 건강상태를 정상적으로 유지해 주고자 하는 데 그 목적을 두고 있다.

Tips of story 10

임상영양학

임상영양학(clinical nutrition)은 영양학의 응용분야로서 영양소의 결핍이나 과잉, 또는 대사적 불균형에 의하여 초래되는 질병을 진단, 예방, 치료하기 위한 영양대책의 이론을 확립하는 학문이다.

과거 대다수를 차지하였던 감염성질환은 현대에 오면서 만성퇴행성질환, 대사성질환으로 그 양상이 바뀌어 가고 있다. 이러한 질병의 변화에는 환경적인 요소, 영양적인 요소, 유전학적인 요소 등 다양한 인자가 영향을 끼치고 있다. 특히 최근에는 생활수준의 향상과 현대사회의 다양한 요인에 의한 불균형한 영양섭취가 만성질환의 중요한 요인으로 보이며, 적절한 영양학적인 조절이 만성퇴행성질환, 대사성질환의 치료와 예방에 중요한 방법으로 고려되고 있다. 1988년 미국의 영양과 건강에 관한 보건총감(surgeon general's report)에 의하면 음식에 의해 동맥경화증, 관상동맥질환, 당뇨, 뇌혈관질환, 일부 암 등과 같은 퇴행성질환이 발생되며 이는 미국에서 사망 원인의 2/3를 차지한다고 보고하고 있다. 때문에 임상영양학은 기존의 건강증진 및 유지의 개념보다 더 나아가 질병의 예방과 치료에 중점을 두어 건강, 노화, 질병과 관련된 영양소들의 역할과 대상과정을 연구하는 분야라고 할 수 있다.

따라서 영양소의 역할에 대한 다양한 과학적 탐구와 역학, 분자생물학, 생화학, 생리학, 임상병리학 등 폭 넓은 접근이 필요하다.

Tips of story 11

응용임상영양학

응용임상영양학(applied clinical nutrition)은 임상영양학에서 한 단계 더 나아가 소극적인 치료가 아닌 적극적인 질병의 치료와 예방이 특징인 학문이다. 기본적인 개념은 질병치료와 건강증진에 도움이 될 수 있는 질병의 전인적인 문제를 파악하고 개인 맞춤형 영양요법들을 통합하여 적용하는 것으로 특히 질병의 예방, 치료 및 건강의 증진이라는 기본적인 개념에 스스로의 건강관리 개념이 더해져 강조된다.

Tips of story 12

기능의학

응용임상영양학에서 최근에 가장 발전하고 있는 분야 중 하나인 기능의학은 1950년대 노벨상 수상자인 라이너스 폴링(Linus Pauling) 박사에 의해 주창된 분자의학에 그 뿌리를 두고 있다. 그 후 로저 윌리엄(Roger William) 박사의 생화학적 개별성에 의해 발전되었고, 질병의 접근에 있어 생화학적인 요소와 기능의학적인 요소를 기본 접근방법으로 하여 영양학적인 치료방법을 사용하는 새로운 분야의 학문이다. 기능의학(functional medicine)의 기본개념은 각 개인의 생화학적인 독창성을 인정하고, 건강은 단순히 질병이 없는 상태가 아니라 최상의 컨디션(기능)을 유지하는 상태라고 인식하며, 생명활동은 체내 항상성이 아니라 체내 역동성에 의해 유지된다는 생각으로 질병 중심이 아닌 환자 중심의 접근방식을 가지고 있다.

② 식이요법(영양관리)의 원칙

질병의 치료를 위해서는 우선적으로 원인을 찾아내어 합리적인 치료 방법을 선택해야 하며, 그와 함께 질병에 따른 영양소 대사장애를 치료하기 위해 식사관리를 중심으로 한 영양관리가 선행·동반되어야 한다. 최근에는 영양상태가 질병의 치료뿐만 아니라, 질병의 예방과 건강유지 및 증진에 중요한 역할을 하는 것으로 인식되어 영양관리에 대한 관심이 고조되고 있다. 특히 만성퇴행성질환의 경우 완치가 어렵고 의료적인 지원 이외에도 식사 섭취의 조절이 질병의 관리에 중요한 위치를 차지한다는 것이 입증되면서 식이요법의 중요성이 대두되고 있다.

적절한 영양상태를 유지하여 환자의 신체기능을 정상화시키고 질병에 대한 면역력을 향상시키며 영양결핍을 예방하고 교정하기 위해서는, 각 질환에 대한 병태 및 영양치료원인의 이해를 기본으로 한 전문적인 영양관리가 필요하다. 그에 따른 임상영양관리는 질병치료를 목적으로 영양전문인에 의해 일련의 체계적인 과정을 통해 이행되는 총체적인 영양치료서비스다. 이러한 임상영양관리는 임상영양사와 환자, 보호자 및 의료전문인들과의 상호 협력을 통해 환자의 영양상태에 영향을 줄 수 있는 여러 요인을 파악하여 단계별로 실시되어야 한다.

③ 식이요법의 종류

질환별 식이요법은 전문 영양사에 의해 환자 개개인에 따라 적합하고 안전하게 처방하여 관리되어야 한다[표 3-14].

식이요법의 단계는 영양검색 및 영양상태평가, 영양치료의 계획 및 시행, 영양치료관리 및 재평가 등으로 이루어진다. 식이요법 후에는 반드시 영양관리의 목표에 도달하였는지, 조정

내용이 환자에게 알맞았는지, 알맞은 때에 조정이 시작되었는지, 영양치료에 대한 교육내용을 환자가 제대로 이해했는지를 파악해야 한다.

❋ 표 3-14 질환별 증상과 식이요법의 종류

대분류	소분류
식도 및 위장질환	식도질환: 식도역류, 연하곤란 위장질환: 급성위염, 덤핑증후군, 만성위염, 소화성궤양, 위하수증
장 및 부속기관질환	췌장염: 급성췌장염, 만성췌장염, 변비(이완성변비, 경련성변비)와 설사 흡수불량증후군: 글루텐과민성장질환, 유당 불내증, 장질환
간과 담낭질환	간질환: 간경변증, 간염(급성, 만성), 알코올성 간질환, 지방간 담낭질환: 담낭염, 담석증
비만증과 체중부족	비만증, 체중 부족증
심장순환기계질환	고지혈증, 고혈압, 뇌졸중, 동맥경화증, 울혈성 심부전, 허혈성 심장질환, 심근경색
당뇨병	당뇨병의 합병증, 성인당뇨병, 소아당뇨병, 임신성당뇨병
비뇨기계질환	네프로제 증후군, 사구체신염, 신결석, 신부전, 투석
감염 및 호흡기질환	급성감염성질환, 만성감염성질환
수술과 화상	수술 후 영양관리, 화상환자관리
골다공증	골다공증, 골연화증
빈혈	악성빈혈, 철결핍성빈혈
암	암 유형별 식사관리
식품알레르기	알레르기 유발 음식관리
선천성대사질환 및 신경계질환	간질 환자에게 적용되는 케톤식 뇌졸중 퇴행성질환: 알츠하이머, 파킨슨병, 근위축성 측삭경화증, 다발성경화증

④ 식품 교환표를 활용한 식단 작성

다양한 질병의 종류 및 환자의 영양상태에 따라 열량 및 특정 영양소를 처방하고, 환자의 소화기능에 따라 소화되기 쉬운 식품과 조리법을 이용하여 식단을 작성해야 하므로 식단을 작성하는 일은 간단하지 않다. 또한 환자의 식품기호도 존중해야 하며, 단조로운 병상생활에서 식단에 싫증을 느끼지 않도록 다양한 식단을 제공하는 것도 중요하다.

기본적으로 신체는 건강을 유지하기 위하여 모든 영양소가 골고루 필요하며, 이러한 영양소는 식품을 통하여 공급되어야만 한다. 따라서 환자의 식사는 끼니마다 환자의 상태에 맞는 다양한 식품이 고루 포함되어 균형 있는 영양을 공급할 수 있도록 식단에 더욱 더 세심한 배려와 계획이 필요하다. 이 과정이 매우 복잡하고 전문성이 요구되므로 식품교환표를 활용하면 일반인도 쉽게 식단을 작성할 수 있다.

식품교환표는 1950년 미국영양사협회가 체중조절환자와 당뇨환자의 식단 작성을 식품분석표를 이용하지 않고 간단하게 작성할 수 있도록 고안하였다.

우리나라에는 1954년 처음 소개되있는데 당뇨병학회, 대한영양사회, 한국영양학회에서 공동으로 연구 검토하여 우리의 실정에 맞는 식품교환표로 개정하여 사용하고 있다.

현재 대부분의 병원에서 이 식품교환표를 이용하여 식단을 작성하고 있으며, 당뇨와 체중조절식 뿐만 아니라 다른 치료식과 일반식의 작성에도 이용하고 있다.

식품교환표는 영양소 조성이 비슷한 식품을 6가지 식품군인 곡류균, 어육류군, 채소군, 지방군, 우유군, 과일군으로 분류하고 각 군별로 1단위의 중량과 영양소를 설정하였다. 각 식품군 내에서 1교환 단위의 무게는 다를지라도 열량, 당질, 단백질. 지방의 함량이 비슷하여 서로 대치 또는 교환하여 자유롭게 선택할 수 있으므로 식단 작성을 수월하게 할 수 있다.

예를 들어 곡류군의 경우 밥 70g(1/3공기)과 식빵 35g(1쪽) 그리고 삶은 국수 90g(1/2공기)은 1단위 100kcal로 서로 자유롭게 바꾸어 섭취할 수 있다.

⑤ 국가별 무병장수를 위한 식생활지침과 건강한 식생활

건강한 식생활과 질병 예방을 위해 국민이 지켜야 할 식생활의 중요 원칙을 정리한 식생활지침은 보건 정책의 필수적인 구성요소이며, 전 세계적으로 대부분의 나라들이 자국민에게 적합한 식생활 지침을 설정하여 사용하고 있다[그림 3-5].

이러한 식생활 지침은 국가별 영양조사, 건강조사 또는 식품 섭취량 조사 결과에 기초하여 파악된 영양문제를 반영한 것이다.

우리나라는 2009년에 보건복지가족부에서 영양부족·과잉 등의 영양불균형과 신체활동 감소로 발생하는 비만·저체중과 같은 건강위험을 줄이기 위해 생애주기별로 스스로 건강을 보호하고, 올바른 식생활 및 건강생활 실천을 위해 한국인을 위한 식생활지침을 6개 항목으로 개정하여 발표하였는데 다음과 같다. 첫째, 각 식품군을 매일 골고루 먹자. 둘째, 활동량을 늘리고 건강 체중을 유지하자. 셋째, 청결한 음식을 알맞게 먹자. 넷째, 짠 음식을 피하고 싱겁게 먹자. 다섯째, 지방이 많은 고기나 튀긴 음식을 적게 먹자. 여섯째, 술을 마실 때는 그 양을 제한하자 등이다.

또한 대다수의 국민이 건강을 최적상태로 유지하고 질병을 예방하는 데 도움이 될 수 있도록 필요한 영양소 섭취수준을 제시하는 한국인 영양섭취기준과 여기에 만족할 만한 식사를 제공할 수 있도록 식사구성안과 식품구성 자전거를 제시하였다.

즉, 식품군별 대표식품과 섭취 횟수를 이용하여 식사의 기본구성개념을 설명한 식사구성안과 식품구성 자전거[그림 3-4]를 이용하여 일반국민이 질병예방을 위하여 균형잡힌 건강한 식생활관리를 할 수 있도록 하였다.

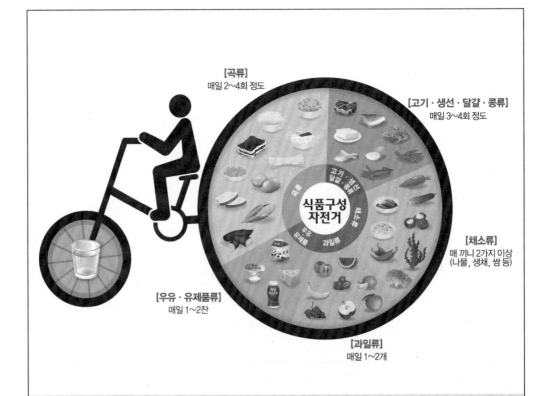

우리나라 권장식사모형인 식품구성자전거는 자전거 바퀴모양을 이용하여 5개 식품군(곡류, 고기·생선·달걀·콩류, 채소류, 과일류, 우유·유제품)에 권장식사패턴의 섭취횟수와 분량에 비례하도록 면적을 배분하고, 또 하나의 바퀴에 물잔 이미지를 삽입하여 수분의 중요성을 상징하였다. 이는 적절한 영양과 건강을 유지하기 위하여 권장식사패턴을 기준으로 한 균형 잡힌 식사와 수분 섭취의 중요성을 의미하며, 적절한 운동을 통해 비만을 예방하자는 메시지를 도식화한 것이다.

[그림 3-4] 한국 식품구성 자전거 모형

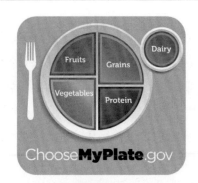

미국 식품가이드

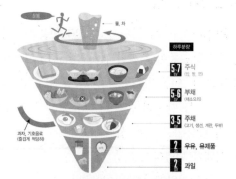

일본 식사밸런스 가이드

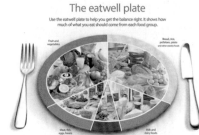

영국 식품가이드

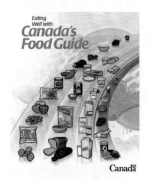

캐나다 식품가이드

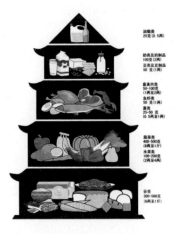

중국 식품가이드

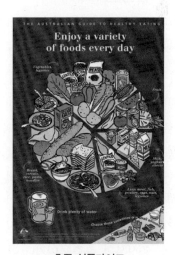

호주 식품가이드

[그림 3-5] 세계 각국의 식생활지침

6) 건강기능식품

현대문명이 발달하면서 정제된 식품과 가공식품 그리고 인공첨가물을 첨가한 음식 등 많은 정크푸드들이 우리의 건강을 위협하고 있다[표 3-11]. 한 보고서에 의하면 환경의 오염, 토양의 고갈, 인공비료의 사용, 가공식품 및 인공첨가제의 범람 등으로 우리 몸에 필요한 필수영양소들을 단순히 음식만으로 충분히 섭취하는 사람이 단 한명도 없다고 한다. 이제 단순히 식품을 골고루 잘 섭취하면 되는 시대는 지났고, 부족한 영양소들을 추가로 보충해야 하는 시대가 되었다.

그동안 의학계에서는 영양학을 심한 영양결핍에 의해 생기는 질병들에 초점을 맞추어 왔다. 그러나 최근 영양의 불균형으로 인한 질환이 발생하기 전부터 경도의 영양결핍으로도 다양한 질병이 발생됨에 따라 영양관리 및 건강보조제의 중요성이 부각되었다. 그에 따라 중년기 이상의 연령층에서 건강기능식품(dietary supplement)의 섭취가 꾸준히 증가하고 있다.

우리나라는 1989년 식품위생법에 건강기능식품 제조업종을 신설하였으며 이후 건강기능식품산업의 발전과 과학화를 위해 2004년 1월 건강기능식품에 관한 법률이 식품위생법에서 독립되어 공표, 시행된 후 건강기능식품산업은 현재까지 꾸준히 성장세를 보이고 있다.

식품의 기능성 종류도 콜레스테롤과 혈당개선 등에서부터 눈의 피로, 피부보습, 기억력 개선 등에 이르기까지 다양해졌다. 이는 건강과 수명 및 삶의 질 개선에 대한 국민의 수요 증가에 따른 것으로 보인다.

현재 미국에서 가장 많이 사용되어지는 것은 복합 비타민 미네랄 형태의 정제이며 순수 천연약제(herb)의 사용량도 빠른 속도로 증가하고 있다.

① 정의

우리나라는 1989년 식품위생법에 따른 식품공전에 건강기능식품의 정의를 영양 또는 생리적으로 인체에 적용하는 특정성분의 공급을 목적으로 식품원료에 들어 있는 특정성분을 추출, 농축, 혼합 등의 방법으로 제조한 식품으로 정의하고 있다.

미국에서는 1995년부터 건강기능식품(dietary supplement)을 의약품이나 식품첨가제와 구분하여, 판매 전에 FDA에 의해 효능이나 안전성 검사 없이 식품과 같은 취급을 하였다.

건강기능식품은 비타민, 무기질, 식물성 성분, 아미노산, 식이섭취 증진 보충제, 농축액, 대사물질, 조성분의 추출물이거나 혼합물로서 캡슐, 분말, 연질 캡슐, 정제, 액상이나 다른 형태로 섭취하여 식이를 보충하는 제품으로 정의되고 있다. 국제적으로 통용되는 미국의

Dietary supplement 용어에 대한 해석은 우리가 현재 사용하고 있는 '건강기능식품'으로 사용하는 것이 바람직할 것이다.

건강기능식품은 질병치료가 목적이 아니라 질병예방과 건강증진 그리고 기능 향상을 위해 일상의 식사에서 결핍되기 쉬운 영양소나 인체에 유용한 기능을 가진 원료나 성분을 사용하여 제조한 식품으로 생리 활성화를 통해 건강을 유지하고 개선하는데 도움을 주는 식품이다. 이러한 건강기능식품은 식품의약품안전처에서 동물시험, 인체적용시험 등 과학적 근거를 평가하여 그 기능성이 인정된 원료를 기지고 만든다. 앞서 말한 깃과 같이 기능성은 의약품과 같이 질병의 직접적인 치료나 예방을 하는 것이 아니라 인체의 정상적인 기능을 유지하거나 생리기능 활성화를 통하여 건강을 유지하고 개선하는 것으로, '영양소기능', '질병발생 위험감소기능' 및 '생리활성기능'이 있다.

그동안 건강기능식품의 대표적인 상품이라 여겨왔던 비타민, 무기질제제 외에 최근에는 마늘이나 인삼과 같은 건강기능식품이 다양하게 사용되고 있으며, 건강생활을 실천하는 고연령층에서 이런 건강기능식품의 사용 빈도가 높은 것으로 알려져 있다.

건강기능식품은 초기에는 주로 칼로리를 보충하기 위해 섭취하였으나 그 후에는 비타민과 미네랄을 보충하기 위해 섭취하였다. 그리고 최근에는 천연 약용식물(허브)이 주원료인 제품들이 주류를 이루어 선택의 폭이 더 다양해지고 있다.

적용방법도 과거 종합 비타민을 먹는 것과 같은 건강을 위한 단순한 보조적인 복용방식에서 몸의 면역과 해독능력강화 및 질병의 예방과 치료까지 포함하는 좀 더 적극적인 방식으로 변화하고 있다.

② 종류

2004년 1월 건강기능식품법이 공표·시행되면서 일정한 평가기준을 통과한 품목만이 건강기능식품으로 인정되고 있지만 우리 주위에는 원료나 기능을 알 수 없는 수많은 건강기능식품들을 쉽게 접할 수 있다. 대부분의 건강기능식품의 유용성이나 안전성은 거의 확인된 것이 없으며, 식품의 필수 영양소가 더 좋은 급원임에도 불구하고 건강기능식품을 더 이롭게 생각하여 무분별하게 사용하는 경우가 많다. 건강기능식품은 식사 제한 등으로 영양 부족이 나타나는 경우나 영양위험군인 노약자에게 평소 식사를 보충하는 차원에서 사용하면 건강에 도움이 될 수 있다.

우리나라는 건강기능식품이 캡슐, 정제, 과립제, 분말, 환제, 액상, 페이스트 등으로 판매되고 있다.

③ 섭취 시 주의할 점

그동안 건강기능식품은 식품이고 또한 천연물이기 때문에 안전하다고 주장해 왔으나 최근 과량복용이나 약물과의 상호작용, 중금속 오염 등이 보고되고 있다. 특히 건강기능식품에 대한 객관적인 검증의 한계, 법적인 문제, 상업적인 과대선전이나 유통구조에 의한 가격 상승 등의 문제가 제기되고 있다. 그리고 건강기능식품은 질병을 치료할 수 있는 약품이 아니라 식품과 같이 취급되어, 효능이나 안전성 등 품질에 대한 사전 검증 없이 신고만으로 유통될 수 있으므로 남용 시 건강에 해로울 수 있다. 그래서 건강기능식품도 약품과 같이 전문가들에 의한 관리가 필요하다는 의견이 나오고 있다.

건강기능식품은 나쁜 식습관으로 인해 나타나는 결핍증 회복을 도와줄 수는 있지만, 부실한 식사를 하면서 건강기능식품을 섭취한다고 해서 양질의 식사를 섭취하는 것과 같은 효과를 기대해서는 안 된다. 따라서 평소 양질의 균형식을 통해 건강을 유지하는 것이 바람직하며 건강기능식품은 꼭 필요한 때만 전문가와 상의하여 보조적으로 섭취해야 한다. 즉 건강기능식품은 건강한 식생활과 함께, 부족할 수 있는 성분 등을 보충하는 개념으로 섭취해야 할 것이며 건강기능식품의 복용이 생활습관 특히 건강한 식습관이나 적절한 의학적 치료를 대신할 수 없음을 명심해야 한다.

Tips of story 13

건강기능식품의 올바른 섭취지침

- 필수 영양소와 기능성 성분인 피토케미칼 등을 적당히 공급하는 양질의 균형식이 건강식임을 유의해서 의약품처럼 꼭 필요한 경우에만 섭취한다.
- 의사나 영양사 등의 전문가와 상담하여 섭취한다.
- 유효기간이 지나지 않은 제품을 섭취한다.
- 권장섭취량의 100% 미만을 보충하는 제품을 선택한다.
- 공복 시 섭취하지 않는다.
- 1회 섭취분량을 넘지 않는다.
- 믿을만한 성분으로 된 제품인지 검토한다.
- 제품에 표시된 기능성과 섭취 시 주의사항 등을 꼼꼼히 살펴보고 섭취한다.
- 여러 종류를 섞어 먹지 않는다.
- 질병 치료 시에 복용할 경우는 반드시 복용제품을 의사에게 알린다.

7) 아로마요법

① 정의

아로마(aroma)는 허브나 약초 등의 식물에서 추출한 아로마 오일의 성분과 방향성 향기를 뜻한다. 아로마요법(aroma therapy)은 향기를 사용하여 치료함을 의미하며, 일반적으로 시술 시 농축된 식물성 기름(essential oil) 즉, 아로마 오일을 이용하여 마사지나 마찰, 흡입을 통해 치료한다. 정신적, 신체적, 감정적, 영적인 차원에서 치유와 개선의 효과를 주기 때문에 전인적인 치료요법이라 할 수 있고 특히 스트레스 해소나 심신의 불균형 상태를 해소하는 데 뛰어난 효과를 보인다.

아로마요법에 사용하는 아로마 오일은 방향성 식물의 과일, 꽃, 잎, 줄기, 뿌리, 열매 등에서 추출한 100%의 지용성 성분이다. 아로마 오일은 화학적 성분에 따라서 페놀류(살균력 및 면역조절능력), 터팬류(방부작용), 알코올류(살균력), 케톤류(지방분해작용), 에스테르류(항균작용), 알데히드류(항균작용), 산류(항염증작용) 등으로 구분되며, 화학적 성분이 다르기 때문에 치료 효능도 다를 수밖에 없다.

오늘날의 아로마요법은 1930년대 프랑스 화학자 가트포스(Rene-Maurice Gatefosse)의 과학적인 연구로 발전하였는데 유럽에서 매우 인기 있는 치료법으로 정유를 흡입하거나 피부를 마사지하기도 하며, 목욕물에 풀어서 사용하기도 한다.

Tips of story 14

아로마 오일과 캐리어 오일

① 아로마 오일

아로마 오일은 1개의 단일 식물종이 만들어 낸 향이 나는 식물 원료를 물리적인 방법으로 얻어낸 휘발성 물질로 공기에 노출되었을 때 빠르게 증발한다.

약초와 마찬가지로 아로마 오일도 나무와 식물의 껍질, 뿌리, 잎, 줄기, 꽃, 열매, 수액으로부터 추출한다. 아로마 오일 1파운드를 만들기 위해 라벤더 꽃 약 220파운드를 사용해야 할 정도로 매우 농축되어 있다.

② 캐리어 오일

아로마요법 시술 시 아로마 원액을 희석할 때 사용하는데, 일반적으로 씨, 곡식, 견과와 같은 식물의 지방부분에서 얻은 식물성 오일이다. 아로마요법에서 캐리어로 사용되는 식물성 오일의 예로 스위트 아몬드 오일, 살구씨 오일, 아보카도 오일, 보라지 종자유, 동백 종자유(티오일), 크랜베리씨 오일, 달맞이꽃 오일, 포도씨 오일, 헤이즐넛 오일, 대마씨 오일, 호호바, 마카다미아 너트 오일, 올리브 오일, 땅콩 오일, 피칸 오일, 석류씨 오일, 로즈힙 오일, 참깨 오일, 해바라기 오일, 수박씨 오일 등이 있다.

② 역사

아로마와 아로마 오일은 동·서양을 불문하고 세계의 많은 문화권에서 기원전(BC)부터 사용되어 왔다. 아로마와 아로마 오일은 페스트를 막는 데 사용되었고, 병을 옮기는 곤충을 퇴치할 때 사용되었으며, 수천 년 동안 보조치료수단으로도 사용되었다.

역사적으로 중국, 인도, 고대 그리스, 아랍의 의학문서들을 보면 영혼과 건강을 위해 아로마 오일이 사용되었음을 알수 있다.

약 6,000년 전, 이집트 의사 임호텝은 마사지와 목욕에 향기와 아로마 오일의 사용을 권하였다. 이집트인은 태양으로부터 눈을 보호하기 위해 눈꺼풀이나 속눈썹 위에 두꺼운 마스카라(화장품)를 사용했고 노화 방지를 위해 크림과 로션을 사용했다. 이집트인은 화장품 배합 시 식물에서 추출한 아로마 오일을 사용하였는데 오일의 원료로 백합, 비터아몬드, 민트, 유향, 몰약 등을 사용하였다. 이후 세계 각국에서 이집트에 온 사람들이 아로마요법이 피부와 몸을 치료할 수 있다는 것을 알게 되었고, 십자군 전쟁 중에는 아로마요법이 서양으로 전파되기 시작했다.

페르시아 의사 아비센나(Avicenna, 980~1037년)는 아로마 오일의 증류법을 개발하였는데, 이 방법은 오늘날에도 사용되고 있다. 오일을 증류하는 방법은 14세기 무렵(중세)에 북부 유럽으로 전해져, 아로마 오일이 흑사병과 같은 질병을 치료할 때 사용되었다는 기록이 있다. 15세기 말 군의관 파라셀수스(Paracelsus)는 나병치료에도 아로마요법을 사용했다.

프랑스의 가트포스(Rene-Maurice Gattefosse)는 실험을 하다 화상을 입었는데 우연히 라벤더 오일이 화상에 효과가 있다는 사실을 발견하였다. 그후 방향유에 대한 연구를 집약하여 1930년대 후반 책으로 출간하였고 아로마요법(Aroma Therapy)이라는 용어를 처음으로 사용하였다. 1937년에는 아로마 오일에 대한 현대적 연구가 시작되었고, 1938년에는 방향요법 클리닉이 설립되었다.

2차 세계대전 당시 군의관이었던 진 발레트(Jean Valnet)는 타임, 라벤더, 레몬, 캐모마일 등의 아로마 오일로 부상병을 치료하였고 1960년, 'The Practice of Aroma therapy'를 저술함으로써 근대적 아로마요법의 붐을 불러 일으켰다.

1978년 로버트 티저란드(Robert Tisserand)는 'The Art of Aroma therapy'를 저술하여 유럽인들뿐만 아니라 미국인들의 관심도 집중시켰다.

1985년에는 영국에서 국제적인 아로마 치료사들의 모임(International Federation of Aroma therapist, IFA)이 창립되어 아로마요법 발전에 기여하였다.

이제는 각국의 병원에서도 대체의학의 치료법(요법)으로 아로마요법을 임상에 사용하고 있고 의과대학의 교과목으로 의학적 아로마요법(medical aroma therapy)을 채택하기도 한다.

우리나라의 경우, 약리작용이 있는 각종 약초를 오래 전부터 다양한 형태의 음식에 첨가하여 사용하고 있다. 예를 들어 마늘은 이미 각종 요리에 사용하고 있으며, 쑥은 찜질에, 창포는 머리감기 등의 민간요법으로 사용되어 왔다. 이러한 경험적 치료가 많은 연구를 통해 과학적으로 계속 입증되고 있어서 아로마요법은 앞으로 더욱 발전할 것으로 기대된다.

그러나 피부나 향수 업계에서 친연 아로마, 천연 아로마 오일, 약초(herb)를 수입에만 의존하고 있으므로 수입을 대체할 수 있는 우리나라 근연종의 개발 및 보급이 시급하다.

③ 아로마 오일의 종류와 효과

오늘날 많은 사람들은 주변 환경에서 오는 스트레스를 완화시킬 방법의 하나로 아로마요법에 관심을 보이고 있다. 아로마요법은 건강상태의 유지를 돕는 예방적 차원의 대체요법 가운데 하나이다. BC 3,000년경 이집트인이 미라를 썩지 않게 보존하기 위한 과정에서 유황을 사용하였듯이 수천 년 전에 이미 사용되었던 요법이다.

그렇다면 아로마요법은 안전한가? 아로마요법은 어린아이에서부터 노인에 이르는 전 연령에 안전하게 사용할 수 있지만 안전을 위해 주의 깊은 사용지침이 필요하다. 부작용은 드물지만, 고농도로 농축된 의약품이므로 남용하게 되면 신체에서 독성작용이 나타날 수 있다. 아로마 오일 원액은 알레르기 반응의 우려도 있어 피부 또는 점막에 직접 사용하면 안 된다. 특히, 임신부는 아로마요법 시술 전에 아로마 전문가나 의사에게 반드시 상담을 받아야 한다. 그리고 고혈압, 천식, 간질 등으로 약을 복용하는 경우도 약물과 아로마 오일과의 상호작용에 의한 부작용을 막기 위해 시술 전 의사와의 상담이 필요하다.

아로마요법에 사용되고 있는 아로마 오일은 그 종류가 다양하다. 그 가운데 과학적인 검증으로 안전성이 확보되어 있고, 사용빈도가 높은 몇 종류의 아로마 오일과 효과를 [표 3-15]에 제시해 놓았다.

✳표3-15 아로마 오일의 종류와 효과

아로마 오일	원산지, 효능 및 주의할 점
카모마일	원산지: 동유럽, 프랑스, 모로코 효능: 생리전 증후군, 메스꺼움, 예민한 피부, 불면, 두통 등 주의할 점: 없음
유칼립투스	원산지: 러시아, 모로코, 유럽 남부 효능: 호흡기계, 감기와 인플루엔자, 근육통, 균의 감염, 화상, 베인 상처 등 주의할 점: 임신부, 음주 직전 사용하지 말 것
제라늄	원산지: 남아프리카, 이집트, 러시아, 남부 유럽 효능: 불안, 우울, 폐경기 증상, 피지 분비조절 등 주의할 점: 지나치게 예민한 피부는 사용하지 말 것
라벤더	원산지: 프랑스 남부, 유럽, 북서 아프리카 효능: 긴장 이완, 화상 치료, 피부상태 진정, 통증완화, 고혈압 등 주의할 점: 없음
티트리	원산지: 호주 효능: 강한 방부효과, 항균, 화상, 베인 상처, 곤충에 물린 경우, 종기나 여드름 등 주의할 점: 예민한 피부는 고농도로 사용하지 말 것
로즈마리	원산지: 남부 프랑스, 스페인, 헝가리, 모로코, 코르시카, 튀니지 효능: 마음의 활력, 기분의 고양, 천식, 기침, 통증, 관절염, 혈액순환증진 등 주의할 점: 임신부, 고혈압, 간질 환자는 사용하지 말 것
일랑일랑	원산지: 마다카스카르, 남동 아시아 효능: 말라리아, 고열, 불면증, 스트레스, 불안, 심장두근거림 등 주의할 점: 두통이나 구토
마조람	원산지: 북아프리카, 지중해 연안, 이집트, 모로코 효능: 불면증, 근육통, 호흡기계문제, 생리통 등 주의할 점: 임신부는 사용하지 말 것
레몬	원산지: 스페인, 이탈리아, 캘리포니아, 인디아 효능: 식욕상실, 소화기 계통의 문제, 기분의 고조, 천식, 지성 피부 등 주의할 점: 사용 후 12시간 내 자외선 노출을 삼가 할 것
레몬그라스	원산지: 남부 인디아, 스리랑카, 서인도 효능: 소화불량, 스트레스, 균에 의함 감염, 근육통 등 주의할 점: 강한 향으로 예민한 피부는 주의할 것

(2) 심신요법

심신요법(mind body therapy)이란 마음, 몸, 영혼이 서로 연결되어 있다는 사실을 중요시하며, 정신적, 정서적, 영혼적, 사회적, 신체적 건강을 위해서 몸과 마음의 소통이 잘 이루어져야 함을 강조하고 있다. 왜냐하면 우리의 생각과 감정은 신경계 및 순환계를 통하여 신체에 영향을 미치기 때문이다.

이전에는 단순한 심리적인 현상으로 알았던 정서가 뇌를 포함한 신체 전반에 걸친 특수한 화학적 과정에 관여하며, 면역계가 중추신경계와 마찬가지로 기억과 학습능력을 갖고 있다는 것이 많은 연구를 통해 밝혀졌다.

이와 같이 심신요법연구의 많은 진전으로 인해 인간의 정신적인 요소는 신경계, 내분비계, 면역계를 망라한 신체 전체에 영향을 미친다는 것이 알려져, 신체와 정신 사이의 상호 연관성과 심신요법의 질병에 대한 효과 및 적용에 대한 증거들이 밝혀지고 있다.

그리하여 마음과 신체와의 관계를 연구하는 학문들 중에서 뇌가 면역계에 주는 영향을 다루는 새로운 학문인 정신신경면역학(psychoneuroimmunology)이 생겨나게 되었다.

심신요법은 이제 서양의학과 대등하게 질병치료의 한 영역으로 중요성을 인정받고 있다. 특히 의학에 심신요법이 더해진 통합의학적 접근법은 만성질환자 관리에 효과적이며 암환자 관리에도 널리 사용되고 있다.

1970년대 말 조지 엔젤(George Engel)은 현대의학의 건강과 질병에 대한 태도나 관점을 변화시켜야 한다고 주장하였다. 그는 건강은 많은 요인들의 상호작용에 의한 결과라는 생리적·정신적·사회학적 모델(bio-psycho-social model)을 제의하였다. 이 건강모델에 의하면 건강이란 유전적 요인, 균과 바이러스나 오염물질을 포함한 환경적 요인 및 스트레스, 삶의 방식, 태도, 행동과 같은 정신적 요인, 서로 지지하는 관계, 경제적 여유, 건강관리의 여유로움 그리고 가족과 지역사회의 행동 패턴 같은 사회적 요인들 간의 상호작용에 의해 결정된다는 것이다. 그에 따르면 우울, 화, 스트레스 등의 정서 상태에서 기인한 정신적 사회적 요인들이 직접적으로 생리적 기능과 건강에 영향을 준다는 것이다.

심신요법은 환자 중심적으로 진행되므로 환자의 질병 치료에 대한 의지와 자발적인 노력으로 치료 효과가 높다. 이렇게 질병의 예방이나 치료가 환자의 의지와 노력에 달려 있다면 심신요법은 분명 현대 서양의학의 보조적인 요법으로 효과적이며 안전하게 병행할 수 있는 의학이라 생각된다.

Tips of story 15

뇌의 활동

뇌는 골수, 흉선, 비장과 림프절 등에 있는 신경말단을 자극하여 면역력에 영향을 주며 내분비계, 뼈, 근육, 모든 내부 장기들, 정맥과 동맥 혈관벽까지 영향을 미친다.

몸 전체가 뇌에 연결된 그물망처럼 곳곳으로 연결되어 있어서, 몸에 있는 세포들은 뇌에서 보내는 메시지를 수용체로 받아들이고 즉각 반응하도록 되어있다. 뇌 또한 그 자신이 다양한 화학물질을 만들어 혈액을 통해 전신으로 보내어 각종 장기의 행동과 활동성을 결정한다.

Tips of story 16

정신신경면역학

신경계가 면역계에 미치는 영향은 정신과 사회적, 육체적 스트레스 그리고 생활에 일어난 사건 사고 같은 다양한 스트레스의 개념과 관련되어 정신신경면역학(psychoneuroimmunology) 분야는 아더(Ader)에 의해 정의되었으며 그 시초는 정신–신체의학에 근거하여 정신, 신경, 면역, 내분비기계관의 상관관계의 복잡함을 연구하면서 시작되었다. 그러나 발표된 논문들은 일화를 소개하는 것이 대부분이어서 정신–사회적 스트레스가 주요 원인이 되어 면역계에 영향을 준다고 하는 결론을 낼 근거를 제시하지는 못했다.

Tips of story 17

펠레티에(Pelletier) 심신요법의 6가지 기본 원리

- 마음, 몸, 영혼은 서로 연결되어 있고, 환경적 영향과도 연결되어 있다.
- 스트레스와 우울증은 호르몬의 불균형을 만들어 만성질환의 회복을 방해하고 그 질병들을 악화시키는 원인이 된다.
- 정신신경면역학은 정신적 스트레스가 면역을 약화시켜 질병에 대한 저항능력을 낮추어서 신체적, 생화학적 변화를 일으키는 과정을 알려준다.
- 사람들이 삶에 대해 낙관적이고 긍정적 태도를 가질 때 전반적으로 건강이 증진된다. 즉, 건강은 분노, 우울, 만성스트레스에 의해 손상된다.
- 플라시보 효과는 심신요법의 중요성을 확인시켜 준다.
- 가족, 동료, 친구들 또는 그룹의 사회적 지원은 대체요법치료의 효과를 향상시킨다.

심신요법은 환자들에게 치료에 대해 자신이 컨트롤 할 수 있도록 도와주고, 적은 비용으로 만성질환으로부터 더 효과적으로 건강을 유지할 수 있는 방법을 제공한다. 이러한 심신요법에는 명상, 최면, 상상요법(guided imagery), 이완요법, 바이오피드백, 영적 믿음, 요가, 기공, 태극, 예술치료(음악치료, 미술치료) 등이 있다. 그 가운데 현재 세계적으로 사용 빈도가 높은 심신요법인 명상, 요가, 마사지, 동종요법, 카이로프랙틱에 대해 소개하고자 한다.

1) 명상

① 정의

명상(meditation therapy)은 문화 창조의 원동력으로 인간의 역사와 함께 존재해 왔다. 인간은 어느 시대든 초월적인 존재에 대한 믿음으로 제례를 지내온 문화를 가지고 있으며 이러한 종교적 수행방식에서 명상의 기원을 찾을 수 있다. 명상은 고대 인도에서 약 3,000여 년 전에 시작되었고 그 후로도 대부분의 종교에서 다양한 형태로 사용되어 왔다[표 3-16].

✱표 3-16   종교에서 이용한 명상법들

불교	사마타, 위파사나	사마타와 위파사나는 대표적인 불교의 명상법이다. 사마타는 마음을 한 곳에 모아 평정을 얻고자 하는 것이고, 위파사나는 사물을 명확하게 보기, 깊은 성찰 혹은 내부로 들어가 보는 것으로 자기성찰 명상으로 알려져 있다. 부처는 고통의 원인은 만약 사람들이 자신의 진정한 본질을 볼 수만 있다면 제거될 수 있다고 믿었다. 이러한 명상의 형태는 스트레스와 고통을 일으키는 그러한 모든 생각들을 정화하기 위한 이성적인 방법으로 여겨진다.
도교	내단, 도인, 내관, 태식	도교 명상은 내적 에너지를 발생시키고 순환시키는 것으로 에너지 또는 힘의 특정 흐름을 얻게 되면 보다 나은 건강을 얻을 수 있음을 기본 원리로 하고 있다. 도교 명상의 주요 지침은 조용히 정지한 채 침착하게 집중하는 것이다. 조용히 자신 안에서 직관적 성찰을 발전시킬 수 있도록 호흡에 집중하여 자신을 성찰하는 것이다. 도교에서 행한 방법은 오늘날 불로장생법, 양생법, 건강법 등으로 널리 활용되고 있다.
이슬람교	수피즘	수피는 고행자들로 금욕과 신비주의를 추구하며 신과의 합일을 목적으로 명상을 하였다. 그 중 널리 알려진 것으로 수피댄스가 있다.
기독교	묵상, 관상	기독교의 명상은 하나님에게 다가가고자 하는 방법으로 행해졌다. 묵상은 성경을 통한 기도로 지적성향이 강하고, 관상은 지적인 것을 넘어서 하나님과 하나되는 궁극의 체험을 하는 것이다.

인도를 비롯한 고대 동양의 종교나 철학의 주제는 고통스러운 현재의 상태에서 벗어나 보다 이상적인 마음의 상태로 초월해 나가려는 데 있었다. 대개 인간의 마음은 여러 조건들에

얽매어 있어서 생각과 행동, 지식과 감정 등이 지극히 편향적이고 주관적이며 상황에 의존하기 때문에 자유롭거나 객관적이지 못하고, 평화롭지 않다. 이러한 마음의 고통으로부터 벗어나 아무런 왜곡이 없는 순수한 상태로 돌아가려면, 정신수양을 하거나 마음의 중심을 잡고 평정심을 유지해야 하는데, 이를 실천하는 방법이 곧 명상이다.

② **종류**

명상은 내용과 형식, 목적 등에 따라 여러 형태로 분류할 수 있는데, 가장 널리 알려져 있으며, 일반적으로 언급되고 있는 두 종류의 명상법은 집중명상(concentration meditation)과 통찰명상(mindfulness meditation)이다. 집중명상은 마음을 한 곳에 집중하여 고요함과 평온함을 얻고자 하는 명상이고, 통찰명상은 대상을 있는 그대로 보고 지혜를 얻고자 하는 명상이다.

집중명상에서는 변하지 않는 이미지 또는 만트라라고 하는 주문, 문구, 단어 그리고 호흡관찰과 같은 한 가지 대상을 주제로 하여 지속적으로 반복하는 수련을 한다. 즉 상상, 자신의 숨소리에 정신을 집중하거나 혹은 '옴'과 같은 소리를 반복하는 방식의 수련이다.

집중명상의 실제적인 방법인 초월명상(transcendental meditation)과 이완반응(relaxation response)은 현대의학에서 사용되는 대표적인 프로그램이기도 하다.

1968년 하버드 의과대학 심장내과 의사인 허버트 벤슨(Herbert Benson)은 초월명상을 하는 집단으로부터 초월명상이 혈압을 낮출 수 있는가를 증명해달라는 부탁을 받고 실험에 임했다. 초월명상 전·중·후의 20~30분 동안 생리현상을 비교한 결과 초월명상 후 산소소모량의 감소, 신진대사량 감소, 맥박과 호흡수 감소, 뇌파 중 알파파 증가 등의 결과가 나타났다. 이러한 벤슨 교수의 선구적인 연구가 바탕이 되어 오늘날 명상은 미국 하버드 의과대학을 비롯하여 많은 대학에서 교과과정으로 채택되고 있다.

이완반응은 벤슨 교수가 개발한 것으로 다른 명상에서 얻는 효과인 자율신경계의 변화를 기대할 수 있도록 초월명상을 수정하여 배우기 쉽도록 만든 프로그램이다. 즉, 벤슨의 이완치료는 초월명상의 변형된 방법으로 자율신경계의 이완을 유도하는 프로그램이다. 이 방법은 불면증, 월경증후군, 다른 질병시 동반되는 정신증세에 도움을 주는 것으로 알려져 있다.

통찰이란 매순간을 아무런 편견과 판단 없이 느끼고 관찰하는 것을 말한다. 통찰명상은 자신의 마음을 살펴가면서 스트레스를 줄이는 것으로 집중명상이 단순한 소리나 숨소리에 집중하는 것 대신 느낌, 상상, 냄새 등을 자세히 인식하는 방식을 취한다. 통찰명상에서는 초기에 호흡관찰을 연습한 후 통증, 정서상태(잘못된 생각, 불안감)와 같이 사람이 겪는 다양한 경험들을 대상으로 관찰한다.

1979년 매사추세츠 메디컬센터 대학 내 스트레스 완화 클리닉의 설립자인 존 카밧진(Jon Kobat Zinn)에 의해 통찰명상이 현대 심리학적 개념으로 의료적 치료에 도입되었다. 그의 MRSR(Mindfulness-based stress reduction)프로그램은 '마음 챙김에 근거한 스트레스 감소프로그램'이다. 불교의 알아차림(mindfulness, 마음 챙김)에 바탕을 둔 이 명상치료법은 현재 전 세계 수백여 개 병원에서 널리 시행되고 있으며, 마음의 스트레스를 줄이기 위한 프로그램의 하나로 환자들에게 사용되고 있다.

결론적으로 명상의 목적은 명상자가 현재의 순간에 자신의 몸과 마음에서 일어나는 일에 대해 자각하고 그것과 조화를 이룰 수 있게 하는 데 있다. 그러기 위해서는 명상수행과 더불어 평소 지녀야 할 7가지 마음가짐과 행동, 태도의 지침을 지키는 것도 매우 중요하다[표 3-17].

✽ 표 3-17 평소 지녀야 할 7가지 마음가짐과 행동

① 판단하지 말 것	⑤ 지나치게 애쓰지 말 것
② 인내심을 가질 것	⑥ 수용할 것
③ 처음 시작할 때의 마음가짐을 가질 것	⑦ 내려놓을 것
④ 믿음을 가질 것	

Tips of story 18

명상

존 카밧진(Jon Kabat-Zinn)은 명상(meditation)은 기술의 모음이 아니라, 존재의 방식, 관찰의 방식, 심지어 사랑의 방식이라 하였다. 소걀 린포체(Sogyal Rinpoche)는 명상은 우리의 진정한 본질이 외부에 있는 것이 아니라는 사실을 인식하게 하여 마음이 본래대로 돌아오게 한다고 하였다. 또한 린포체는 명상은 영혼의 여행이고 우리는 그 길을 따라 인내할 필요가 있다고도 하였다.

명상은 세 가지 주요 영역에서 성장을 촉진시킨다.

첫째, 사람이 주의 깊게 자신의 느낌들, 사상, 감정 그리고 다양한 정신의 상태들을 알게 한다.

둘째, 인지, 집중 그리고 정신의 안녕을 위해 꼭 필요한 평온을 개발하는 마음의 훈련 과정이다.

셋째, 내적평화와 조화를 어렵게 하는 부정적 성향을 줄이는 마음을 자유롭게 하기의 과정이다.

③ **효과**

명상요법은 생리학·심리학적 효과와 더불어 영성적 이점이 있다. 개인이 명상을 하면 할수록 개인의 목표와 노력이 영혼의 성장을 향해 이동할 가능성이 높아진다고 한다.

　대체요법 사용에 관한 질병통제예방센터(CDC)의 보고에 따르면 미국에서 명상수행의 이유는 갈등, 고통, 우울증, 스트레스, 불면증, 그리고 HIV/AIDS, 심장병, 암과 같은 만성적 질병과 연관된 신체적, 감정적 증상을 치료하려는 목적에서 사용하였다고 한다.

　많은 연구결과에 따르면 명상은 신체에 있어 변화를 유도한다. 즉, 명상은 교감 신경계의 활동을 감소시키고, 부교감 신경계의 활동을 증가시켜 심장박동을 안정화하며 소화액 분비를 증가시킨다. 명상 관련 연구는 갈등, 우울증, 대처 능력의 심리적 감정에 대한 명상의 효과에도 중점을 두고 진행되고 있다.

　이처럼 명상은 긍정적인 효과도 많지만, 특정 정신질환을 가진 사람들에게는 증상을 악화시킨다는 보고도 있어서 앞으로도 과학적 증명이 더 요구된다.

2) 요가

① 정의

　요가(yoga)라는 말은 산스크리트어로 '말에 마차를 결합시키다.'는 의미로, 명사로는 결합 또는 억제라는 뜻이다. 말과 마차를 욕망에 따라 움직이는 몸과 마음에 비유한 것으로 몸과 마음을 수행으로 통제한다는 명상적 의미를 포함한다. 즉, 몸과 마음이 서로 연결되어 있다고 믿어서 특정한 몸의 자세는 신체적 언어가 되어 마음에 전달되고, 신체적 언어를 해석한 마음은 다시 육체에 전달되어 원하는 바의 치료 효과를 얻게 된다는 논리다.

　요가의 목적은 일체의 마음작용이 일어나지 않는 고요한 상태 즉, 외부의 어떤 것에도 흔들리지 않는 무념무상의 의식 상태라고 할 수 있다.

② 역사

　BC 3,500년 경 인더스 문명의 본거지인 모헨조-다로(Mohenjo-daro)와 하랍파(Harappa)의 유적에서 발견된 연화좌(padmasan)를 하고 있는 시바(Siva)상과 운문서인 리그베다(Rig-veda)의 기록을 토대로 요가의 기원을 찾아볼 수 있다.

　고대 인도인들은 종교적 의식으로 신에게 제사를 지냈으며 그 의식들을 베다(Veda) 경전에 기록해 놓았는데, 여기에 요가가 원시형태로 등장하였고, 그 후로는 심신수행법으로 발전되었다.

　요가는 5천년 이상 인도에서 발전되어 온 고대 인도문명의 초석으로, 육체의 단계에서 벗어나 정신과 영혼 단계로의 발전을 의미한다. 요가의 대표적 문헌인 바가바드기타에 '요가는 평등성을 의미한다.'고 기록되어 있는데, 여기서 평등성은 균형과 조화를 가리키며 이는 끊임없이 동요하는 생각과 마음을 통제할 수 있도록 마음을 집중한다는 것을 의미한다.

1893년, 인도의 스와미 비베카난다(Swami Vivekananda, 1863~1902년)는 시카고에 있는 세계종교의회에서 요가에 대한 역사적인 연설을 하였는데 이후 요가의 인기가 상승하였고, 개인 신체의 단련을 위해 꾸준히 사용되었다.

수천 년의 역사를 지닌 요가가 현대에 와서 인기를 누리는 이유는 산업사회의 구성원으로 힘들고 바쁘게 살아가는 현대인을 가장 자연스러운 상태로 이끌어 주고 삶의 질을 향상시켜 주기 때문이다.

③ **효과**

요가에서 강조하는 몸, 마음, 정신의 조화를 위해서는 올바른 호흡, 자세 및 명상이 요구된다. 요가의 특징은 자리에 눕거나 앉아서 서서히 하는 동작과 호흡법으로 이루어져 있어 요통과 같은 몸의 통증을 완화하는 데 도움을 줄 수 있다. 또한, 호흡과 명상을 통해 내면세계를 안정시키는 자연치유법으로 심리적 안정감을 찾아주는 일종의 정신수양프로그램이기도 하다. 현대적 의미의 요가는 요가 호흡, 요가 자세, 이완, 명상, 식이요법으로 구성되며, 인간의 몸-정서-마음-영혼 등의 전인적 건강에 효과가 있음이 증명되고 있다.

키콜트-글래서(Kiecolt-Glasser)는 NCCAM으로부터 지원받아 연구한 결과를 웹사이트에 올렸다. 그는 오랜 기간 동안 요가를 한 여성들은 심혈관질환과 제2형 당뇨병 관련 지수들이 낮았다고 보고하였다. 게다가 염증의 상징으로 작용하는 C-반응성 단백질의 수치가 5배나 낮았고 우울증의 경우도 요가수행으로 안정되었다고 보고하였다.

커크우드(Kirkwood)는 요가가 불안감을 완화시키는 데 도움을 주었다고 보고하였고 또 다른 연구에서는 요가가 통제그룹에 사용된 약품치료에 비해 천식치료에 더 효과적이었다고 보고하였다.

라우브(Raub)도 하타요가는 건강한 사람들과 근골격계 및 심폐질환에 의해 손상된 사람들에게 정신생리학적 효과가 있다고 보고하였다.

요가 수련 참여자들은 스트레스 대처능력이 높아지고 불안과 우울지수가 감소하였으며, 심리적 안정과 자아존중감이 높아졌다. 요가수련에 참여한 중년여성은 갱년기 증상이 감소하고, 폐활량과 지구력, 근력, 유연성이 향상되었으며, 마음에 여유가 생기고 집중력이 높아져 삶의 질과 생활만족도에 긍정적인 효과를 얻은 것으로 나타났다.

이와 같이 요가는 자세와 호흡을 통하여 신체기관의 원활한 기능뿐만 아니라 심리적인 안정을 가져오며, 신경계통을 조절하고 정화시켜 내분비계통의 기능증진과 저항력을 갖게 하므로 면역력도 증진시킬 수 있다. 또한 요가는 정적인 수련이므로 최소한의 에너지만 소비하여 각 조직에 산소를 충분히 공급할 수 있고 근육에도 무리를 주지 않는다.

그러므로 요가는 건강장애 및 요통의 통증관리, 호흡기질환, 관절염, 체중관리, 스트레스, 우울증, 정신기능, 심장질환과 고혈압에 이르기까지 무수히 많은 질병들에 도움이 될 것으로 전망된다.

④ 종류

고대로부터 내려오는 요가의 학파와 종류는 매우 다양하다. 요가는 어떠한 종교 형식에도 구애받지 않는 수행법으로 여러 유파로 형성되어 그 종류를 명확히 구분하기는 어려우나 현대 인도철학자들은 [표 3-18]과 같이 일곱 유파로 분류하고 있다.

✻ 표 3-18 요가의 종류

만트라요가 (Mantra-yoga)	만트라요가는 마음과 자유의 합성어이며, 주술적 요가이다. 소리의 힘을 이용해 심신을 정화시키는 요가로 음악, 북, 종, 목탁 등을 이용한다. 세상의 모든 소리 중 근본은 옴(Om)이며, 원 옴이고, 종합 옴이다. 옴은 인도에서 신성한 음(音)으로 존중되어 왔으며, 음악이나 찬송을 나타낸다. 옴은 우주 전체를 의미하기 때문에 반복적인 소리를 내어 인간과 신의 결합으로 이어질 수 있게 하고, 그 과정을 통해 정화가 일어난다는 것이다.
박티요가 (Bhakti-yoga)	박티요가는 종교적 요가로 절대성에 귀의를 목표로 한다. 사랑과 봉사와 헌신의 길을 통해 깨달음을 얻는 요가로 바가바드기타(Bhagavadgita)에 근원을 둔 유파이다. 바가바드기타는 가장 대중화된 것으로 이기적인 동기가 없는 행위, 실제적인 앎 등 모든 것을 영적 발달의 수단으로 본다. 윤회에서 벗어나는 길을 신의 자비에서 찾으며, 신에 대한 헌신(bhakti)을 수행의 초점으로 삼고 있는 종교성이 매우 강한 요가이다.
카르마요가 (Karma-yoga)	카르마요가는 인간적 행위 또는 이타적 행위를 추구하고 인간으로 하여금 타인에 대한 봉사를 통하여 화합을 이룰 수 있도록 하는 요가이다. 윤리적 요가라고도 하고, 행위의 정화를 추구하며, 행동의 요가로서 작용과 반작용 법칙에 따른 생활요가로 취급되고 있으며 바가바드기타에 근원을 둔 유파이다. 고뇌의 원인을 과거에 행한 자신의 행위(karma, 業)의 결과, 즉 업보(業報)에 따른 윤회로 본다. 무집착 행위로 자신에게 주어진 의무를 완수함으로써 과거의 업을 소멸시키고 또 다른 업을 쌓지 않는 실천을 중시한다.
즈나나요가 (Jnana-yoga)	즈나나요가는 철학적 요가로, 앎의 확장을 추구하여 무지로부터 벗어나는 것이 진아(眞我)에 이르는 길이라고 본다. 바가바드기타에 근원을 둔 유파이다. 고뇌의 원인을 무지라고 보고, 바른 지식 즉 즈나나를 얻기 위해 수행의 초점을 지식의 습득과 철학적 사색에 둔다. 즈나나요가에서는 지혜를 찾아 현상적(現象的) 자아(自我)와는 다른 영원성 있는 진정한 자아를 발견하고 구현하는데 목표를 둔다.
라자요가 (Raja-yoga)	라자요가는 심리적 요가, 명상요가라고도 불리며, 명상을 통해 마음의 평화를 찾고 해탈(解脫)의 경지를 추구한다. 요가의 고전인 '요가수트라' 사상을 기반으로 한 요가이다. 라자요가는 고뇌의 원인을 마음의 작용이라 보고 심리적인 명상을 통하여 고뇌에서 벗어나고자 한다. 인도의 요기 하리쉬 요하리(Harish Yohari)는 라자요가가 사고의 원리를 보류하여 자신의 의지대로 화합을 이룰 수 있는 것으로 보았다.

탄트라요가 (Tantra-yoga)	탄트라는 확장을 뜻하는 타노티(tanoti)와 해방을 뜻하는 트라야티(trayati)의 합성어로 의식을 모으고 확장하여 마침내 주어진 한계로부터 벗어나는 것을 의미한다. 탄트라요가는 일명 쿤달리니요가(Kundalini-yoga)라고도 하는 밀교요가로 원초적 생기의 상승을 추구한다. 탄트라요가는 밀교적인 하타요가의 한 종류로서 인간의 근본 에너지를 각성시켜 초능력의 개발을 추구하는 요가이다.
하타요가 (Hatha-yoga)	하타란 태양(ha)과 달(tha)이라는 의미를 가지며, 이때 태양은 프라나(入息, prana)를 달은 아파나(出息, apana)를 상징한다. 바로 이 프라나와 아파나의 결합이 하타요가다. 하타요가는 가장 오래된 요가 수행법 중 하나로 BC 3,000년경에 형성되었으며, 신비적 요가를 배제하고 개인을 신체적으로 단련시켜 보다 진보된 수준의 정신적인 요가를 체득할 수 있게 하는 수련법이다. 다른 요가와 같이 도덕적 규범과 통제를 강조하지 않기 때문에 종파를 초월하여 서양에 많이 전파되고 있으며 음·양의 조화를 통해서 높은 단계의 깨달음으로 정진하는 요가이다.

⑤ 요가 수련법

치료법으로서의 요가는 개개인의 특성에 맞춘 전인적인 접근이 요구된다. 질병을 가진 대상자에게 요가 수련은 어디까지나 주된 의학치료에 부가적인 수단으로만 사용되어야 한다. 그리고 요가 수련을 안전하고 효과적으로 수행하기 위해서는 전문가에게 체계적으로 수련을 받아야 한다.

요가 수련은 리드미컬한 호흡과 함께 이루어지는데, 호흡할 때 입을 다물고 코를 통해서 호흡을 한다. 또한 요가 수련은 근육, 내장, 내분비계, 혈관계, 신경계 및 임파계의 작용을 증강시켜 준다. 이러한 요가 수련의 기본 원칙과 8단계는 [표 3-19, 표 3-20]과 같다.

✳ 표 3-19 요가 수련의 기본 원칙

① 모든 요가 자세는 호흡 조절과 함께 수련한다.
② 자세를 취하는데 억지로 힘을 써서는 안 된다.
③ 요가 자세 수련은 정해진 장소에서 시행한다.
④ 피로를 느낄 정도로 수련해서는 안 된다.
⑤ 요가 자세는 필요에 따라 변형되거나 다른 사람의 도움을 받을 수 있다.

✻표 3-20　요가 수련의 8단계

단계	내용
제1단계 :금계(Yama)	금계는 사회적 규범으로서 마음을 산란하게 하는 원인을 모두 금하라는 계율이다. 오늘날 사회질서 유지를 위한 법률과 같은 성격이며 종교 수행에도 계명이 있다. 이는 불살생, 성실, 부도, 정결, 불탐이다. 이 다섯 가지를 금지하는 계율을 오계라 한다.
제2단계 :권계(Niyama)	권계에는 청정, 만족, 봉사 등이 포함된다. 청정은 외면적인 자기의 신체, 의복, 기타 등 환경을 청결하게 하라는 것이다. 만족은 욕심을 버리는 것이며, 봉사는 모든 만물에 대해 봉사하고 이를 실현시키는 일에 열성을 다하라는 뜻이다. 권계는 요가 수련을 위해서 최우선적으로 닦아야 하는 자기수양이다.
제3단계 :좌법(Asana)	좌법은 요가 체조를 말하며 모든 동작을 취할 때 호흡과 일치시키고 자극부위에 의식을 집중한다. 모든 좌법은 쾌적하고 안정을 유지해야 한다. 심신의 긴장을 풀고 유한한 인간의 능력을 무한대로 개발하는 것이다. 요가의 좌법은 반복과 지속, 그리고 긴장과 이완의 리듬에 맞추는 것을 원리로 하고 있다.
제4단계 :호흡법(Pranayama)	호흡법은 우주의 힘을 받아들이고 숨을 참는 동안에 이를 자기화하여 에너지(정기)를 축적해두었다가 신경 활동의 영양소로 공급하는 것이다. 이 정기는 하늘의 천기, 땅의 지기(물과 흙, 그리고 자력), 그리고 천지간의 공간을 채우고 있는 공기 등에서 흡수하기 때문에 섭생과 그 호흡에 따라서 생명현상이 좌우된다.
제5단계 :제감법(Pratyahara)	제감법은 인간 감각기능의 선천적 중추인 간뇌와 후천적 중추인 대뇌의 개발을 목표로 한다. 눈, 귀, 코 등 감각적 자극을 차단하여 사물의 실상을 똑바로 인식하고 이에 바르게 반응하기 위하여 심신의 완전한 휴식을 갖자는 것이다.
제6단계 :정신통일(Dharana)	몹시 화가 나서 길길이 뛰는 황소를 말뚝에 묶어 놓듯이 마음의 작용을 심장이나 배꼽 또는 코끝이나 양미간과 같이 신체의 한 곳에 집중하거나 아침에 떠오르는 태양, 촛불, 혹은 나무 위에 앉아 있는 새의 눈동자를 대상으로 정신통일을 하여 큰 힘으로 만드는 것이다. 이 정신통일을 집중이라고 하며 명상으로 이어지는 전 단계라고 볼 수 있다.
제7단계 :명상(Dhyana)	명상은 정신 집중을 통해서 한 곳에 묶어 두었던 에너지를 더 강한 힘으로 승화시키기 위해 한 방향으로 흐르게 하는 것이다.
제8단계 :삼매(Samadhi)	삼매란 주관은 없어지고 객관 즉, 촛불, 태양과 같은 대상만이 찬연히 빛나고 있는 상태를 말한다. 정신통일과 명상, 그리고 삼매는 선정행법으로서 실천하기 때문에 총제라고 한다.

3) 마사지요법

① 정의

마사지요법(therapeutic massage)은 동·서양의학의 역사 속에서 약이 등장하기 이전부터 사용되어온 치료법 중 하나이다. 신체의 일부에 염증이나 근육통이 발생하거나 배가 아플 때, 본능적으로 손으로 문지르거나 누르는 방법을 사용하듯이 매우 자연스러운 방법이다.

마사지라는 말의 기원은 그리스어인 'masso' 혹은 'massein'과 라틴어 'massa'에서 유래한 것으로 부드럽게 만지는 것(touch)이라는 의미도 있지만, 주무르기(knead)를 의미하기도 한다.

마사지는 문지르기(rubbing), 주무르기(kneading), 누르기(pressing), 돌리기(rolling), 손바닥으로 두드리기(slapping), 손끝으로 두드리기(tapping) 등을 사용하여 혈액과 림프의 흐름을 개선하고 통증을 완화하며 대사균형(metabolic balance)을 증진하고 이외에도 신체적, 정신적으로 도움을 주기 위해 실시하는 체계적인 도수치료라고 정의할 수 있다.

또한 주로 손을 사용하여 피부에 일정한 방법으로 직접적인 역학적 자극을 줌으로써 생체반응을 일으키게 하여 신체의 변조(變調)를 바로 잡아 건강을 증진시키는 일종의 수기시술(手技施術)이다. 즉, 마사지요법은 통증완화를 목적으로 신체 외부에 손을 이용한 물리적 자극을 가하는 치료방법을 총칭한다.

1884년 그라함(Graham)은 마사지를 완치, 보완, 또는 위생을 위한 목적으로 신체의 외부조직에 마찰이나 안마, 회전이나 압박과 같은 다양한 방법으로 손을 사용해서 행하는 처치라고 정의하였다.

이처럼 마사지요법의 기본개념은 환자의 연조직을 터치함으로써 환자가 가지고 있는 질병에 대한 정보를 얻고, 이 정보를 토대로 연조직을 마사지함으로써 질병을 치료하는 원리이다.

② 역사

역사적으로 마사지는 치료와 의료행위의 일부로 자주 사용되어 왔다. 페르시아, 이집트, 일본, 중국의 고대의학 문헌을 보면 마사지가 치료요법으로 사용되었음을 알 수 있고, 그리스에서도 'massage'라는 용어가 의학 문헌에 나타나진 않지만, 히포크라테스의 치료법에 마사지와 유사한 방법들이 치료의 목적으로 꾸준히 사용된 것을 살펴볼 수 있다.

로마에서도 운동, 식이요법, 목욕과 함께 마사지는 건강을 유지, 증진하는 중요한 수단이었다. 로마제국의 붕괴 후 시작된 중세 암흑시대는 문헌들이 대부분 소실되고 새로운 의료 서적과 역사 서적이 거의 존재하지 않아 문헌 고찰이 어렵지만, 그 시기에 번성한 아랍왕국의 몇몇 의사들이 마사지요법을 서적에 서술하여 지금까지 전해오고 있다.

이와 같이 마사지는 전 세계적으로 수천년 동안 재활과 이완을 목적으로 사용해 왔으며, 현재는 마사지 기법들이 더 다양하게 개발되어 이용되고 있다.

마사지요법은 현대의학의 급속한 발달로 큰 관심을 끌지 못하다가 최근 생리적 기전이 의학적으로 밝혀지면서 마사지의 치료효과에 대한 관심이 증가하고 있다. 더불어 중국, 일본, 러시아 및 독일 등의 일부 국가에서는 마사지에 의료보험 혜택을 주기도 한다.

✱ 표 3-21 마사지 발전의 역사

고대 마사지	선사시대부터 마사지를 사용해 왔고, 동양에서는 문자가 기록되기 이전부터 중국이나 인도 등에서 손으로 만지는 치료를 이용한 것으로 알려져 있다.
중국 안마	대영 박물관에는 중국에서 BC 3,000년경부터 마사지가 시행되었다는 기록이 남아 있다. 중국인들은 마사지를 계속 발전시켜 안마라는 것을 만들어 냈는데, 안마는 효율적으로 몸을 문지르거나 누르고 압박할 수 있는 혈을 찾아내어 적용하는 기술이다.
일본 지압	6세기경 일본은 중국의 안마를 받아들여 혈점을 자극하는 기술은 안마와 비슷하나 혈류나 기의 흐름을 원활히 하기 위해 손가락의 압박으로 신경을 자극하는 기술인 지압으로 발전시켰다.
인도 힌두치료	인도에서는 3,000년 동안 마사지가 행해졌다. 중국에서 마사지와 관련된 지식을 받아들여, 힌두의 중요한 전통으로 발전시켰으며 BC 1,800년경 힌두교 성경인 더 아유르베다(The Ayur-Veda, Art of Life)에는 건강을 유지하는 방법으로 마사지를 소개했다.
그리스 마사지	마사지는 아시아에서 유럽으로 전해져 BC 300년 전에 유럽에서 번창하였다. 그리스의 히포크라테스는 관절부위를 적당한 강도로 문지르면 근육의 능력을 향상시킬 수 있다고 서술하였고 이 치료법은 오늘날에도 적용되고 있다.
로마 마사지	로마는 그리스로부터 마사지와 치료를 위한 목욕법을 받아들였다. 그리고 이를 병약한 사람과 환자를 치료하고 근육을 풀어 주는 치료법으로 사용하였다. 로마의 황제 줄리어스 가이우스 시저도 신경통을 완화하고 간질 발작을 예방하기 위해 마사지를 받았다고 전해진다.
서구에서 마사지의 쇠퇴	로마 제국의 쇠퇴와 더불어 마사지에 대한 관심도 줄어들었다. 암흑시대인 중세시대에는 종교전쟁을 많이 치루면서 의료기관들이 다른 치료법들을 선호하여 마사지를 사용하지 않았고 민간요법으로만 그 명맥이 유지되었다.
이슬람의 계승	7세기 북아프리카, 소아시아, 메소포타미아, 페르시아 등에 걸쳐 있던 이슬람 세력의 확장은 그리스와 로마 문화를 보존하는 데 기여하였다. 그리스, 로마 문화는 중세시대에 쇠퇴하였으나 철학자와 의사들의 가르침은 페르시아로 계승된 것이다. 페르시아의 철학자 레이즈는 건강 유지와 질병의 치료에 관한 운동, 식이요법, 마사지를 주제로 백과사전을 서술하였다.
르네상스	르네상스시대(1450~1600년)를 통해 예술, 과학에 대한 관심이 증가되어 그동안 등한시했던 그리스→로마→페르시아의 학문을 근간으로 새로운 학문이 발전하였다. 또한 건강(마사지 포함)에 대한 관심이 증가하여 15세기 중반에는 건강 관련 간행물들의 출판이 증폭되었다.
근대 (16~18세기)	16세기 의료인들은 마사지를 치료의 일부로 사용하기 시작하였다. 프랑스 외과의사 앙브루아즈 파레(Ambroise Pare, 1517~1590년)는 마사지를 실시하면 회복과정에서 긍정적인 효과를 보인다고 저술하였다. 16~18세기는 마사지, 목욕, 운동 등이 의학적으로 중요한 치료법으로 인식되기 시작한 시기였다.

현대마사지 기술의 발전	19세기 초 영국의 외과의면서 마사지 치료사인 존 그로스베너(John Grosvener, 1742~1823년)는 뻣뻣한 관절, 통풍, 류머티즘의 치료 등에 마찰법이 중요하다고 강조했다.
20세기, 마사지의 쇠퇴	20세기에 들어서면서 마사지가 과학적, 의학적인 목적으로 사용되는 경우가 감소하기 시작하였다. 1894년 영국 의학협회의 조사에서 마사지 치료의 남용 사례가 발견된 후 마사지는 현대의학의 새로운 치료법에 자리를 내어주게 되었다.
현대 마사지의 발전	20세기 중반에 들어서면서 오스트리아 에밀 번더(Emil Vodderr)는 림프부종 환자에게 부드럽게 리드미컬한 방법으로 마사지를 하는 치유방법을 개발하였다. 1차, 2차 세계 대전 후 마사지는 부상당한 병사의 재활에 중요한 역할을 하기도 하였다. 그 후로 마사지는 재활치료 분야보다는 신체의 피로를 제거하기 위한 목적으로 체육시설 같은 곳에서 사용되었다.
미국 마사지의 부흥	1960년경에 미국에서 마사지의 르네상스가 시작되어 지금까지 계속 발전하고 있다. 일반 대중의 의료비 절감과 대체의학에 대한 관심 증가로 그 사용빈도가 증가하고 있다.

③ 효과

마사지는 통증을 완화하고 건강한 신체기능을 회복하기 위한 초기의 치료행위 중 하나였으며, 신경의 긴장과 피로를 덜어줌으로써 경미한 통증들을 사라지게 할 수 있는 자연적이고 원초적인 치료법이다.

마사지는 유아에서부터 노인에 이르기까지 모든 대상에게 심리적, 생리적으로 뚜렷한 이점이 있다. 심리학적으로는 피로 경감, 긴장과 불안의 감소, 신경계의 진정, 그리고 이완과 원기 회복의 효과가 있다. 생리적으로는 신진대사촉진, 치유촉진, 근육이완과 재생, 림프기능증진 등의 효과가 있다. 또한 근육경련을 예방하거나 경감시키고, 혈액과 림프순환을 증진시켜서 세포에 산소와 영양소 운반을 원활하게 하여 대사산물제거를 향상시킨다.

이와 같이 마사지는 대부분 유익하여 일반인의 건강증진뿐만 아니라 환자들의 회복도 도울 수 있다. 그러나 손상이나 질환이 심한 환자의 경우, 마사지를 받기 전에 전문가와의 상담이 반드시 선행되어야 한다.

④ 종류

현재 여러 가지 마사지들 중에서 국내에 소개되어 많이 적용되고 있는 마사지는 유럽식 마사지인 스웨덴식 마사지, 림프드레니지, 동양식 마사지인 경락 마사지 등이 있다[표 3-22].

✱ 표 3-22	마사지의 종류
스웨덴식 마사지	스웨덴식 마사지는 마사지를 통해 반복적으로 감각계를 자극시키고, 기계적으로 근육 조직, 피부, 인대, 근막과 결합조직을 활성화시켜 자율신경계의 긴장도를 간접적으로 조절하는 기법이다. 근육과 뼈의 기능과 구조를 생각하여 심장을 향해 혈액이 쉽게 돌아 갈 수 있도록 말초에서 중추로, 즉 심장에서 먼 곳으로부터 심장 가까이로 부드럽게 마사지하는 것이 원칙이다.
림프드레니지 마사지	1930년대 에밀 보더(Emil Vodder) 박사에 의해 개발된 마사지 치료요법으로, 림프의 이동을 자극하기 위해 부드러운 압력을 가하여 림프관을 부드럽게 마사지하는 것으로 림프계를 자극하여 면역체계를 조절하고, 체내의 대사 물질과 독소를 제거해주며 과도한 체액을 줄여준다.
근막이완법	근막은 근막을 싸고 있는 연부조직을 총칭하며 표층과 심부 근막으로 분류된다. 근막이 전신적으로 모두 연결되어 있으며 일정 부위가 손상을 입거나 뭉치면 특정 부위의 통증이 유발된다는 이론을 근거로 근막통증 유발점을 풀어준다.
도수림프배출 마사지	림프관의 수축을 증진시키고 열려 있는 피부 표층 림프계와 부행혈관을 통해 림프액이 배출되도록 하는 표층 마사지의 한 방법이다. 주로 문지르기법을 많이 사용하는데, 고전적인 마사지와는 달리 속도가 느리고 가벼운 압력으로 시행한다.
경락 마사지	경락이란 전신의 기혈을 운행하고 생명현상을 영위시키는 수송체계로 오장육부의 이상 현상이 발현되는 통로를 말한다. 경락 마사지는 동양의학의 경락이론에 입각하여 사람의 손을 직접 사용하여 마사지함으로써 인체의 표면에 흐르고 있는 기의 흐름을 원활하게 소통시켜주어 질병을 예방하거나 건강을 유지, 향상시켜주는 마사지 방법이다. 치료적인 목적으로 특수부위에 지속적인 원형 마찰 마사지를 하는 방법으로 고대 중국에서 시작되었다.
시아츄	침과 기에 대한 일본적인 해석을 통해 개발된 방법이다. 즉, 신체의 일부를 반영한다고 하는 경락에 손이나 발로 무거운 압박을 가하는 방법이다.
반사요법	귀, 손, 발에 온 몸을 반영하는 지도가 있다는 원리에 근거해 이 부분에 마사지를 하는 방법이다.
트래거요법	의사인 트래거(Trager)에 의해 1940년 개발된 방법으로 조직을 손으로 부드럽게 자극하거나 이완운동과의 조합을 통해 신체를 이완시키는 방법이다.

4) 동종요법

① 정의

동종요법(homeopathy)은 약 200여 년 전 독일 의사 사무엘 크리스찬 하네만(Christian Friedrich Samuel Hahnemann, 1755~1843년)에 의해 소개된 대체요법이다.

현대의학이 증상을 억제하는 역종요법(逆種療法)으로 치료를 하는 반면, 동종요법은 역종요법과는 반대로 열이 나는 환자에게 열이 나는 약제를 처방하는 등 질병과 비슷한 증상을 유발하는 약제를 이용하여 질병을 치료한다.

환자의 질병 특성과 유사한 약제를 사용하면 인간의 자연치유력을 자극하여 스스로 질병을 낫게 한다는 원리이다. 즉, 동종요법은 모든 생명체는 무생물과는 다르게 스스로 자신을 치유할 수 있는 생명력을 가지고 있다고 믿으며, 이러한 인간의 생명력을 자극하여 스스로 질병을 치료하는 요법이라고 정의할 수 있다.

② 부작용과 유용성

동종요법 약제는 액상, 다양한 크기의 알약, 연고, 주사제 등 다양한 제형으로 구성되어 있다. 액상 동종요법 약제는 알코올을 포함하고 있어서 알코올에 대한 알레르기가 있는 환자의 경우 주의를 요하지만 실제 임상에서 이러한 부작용이 보고된 바는 없다(미국 식약청).

그러나 1997년 멕시코에서는 수은을 원료로 만든 동종요법 약제인 Mercurium D6를 신생아에게 투약하여 수은 중독을 일으켰다고 보고된 바 있다. 따라서 많은 선진국에서는 Mercurium D6를 포함한 중금속을 원료로 만든 약제의 사용을 엄격히 금지하고 있다.

동종요법 관련 연구들을 분석(Jonas 등의 메타분석)한 결과, 상기도 감염, 알레르기성 질환, 수술 후 장 마비, 소아설사 등의 질병에서 효과적이었지만 아직 동종요법의 유용성을 단언하기는 어렵다.

③ 사용 현황

동종요법은 전 세계의 많은 나라에서 사랑을 받고 있는데 그 이유는 첫째, 동종요법이 인체의 자연치유력을 자극하는 치료법이라는 점, 둘째, 부작용이 거의 없다는 점, 셋째, 환자와 의사가 많은 시간을 통하여 서로 교감을 나눈다는 점 등이다.

현재 독일, 영국, 인도, 파키스탄, 스리랑카, 멕시코 등의 국가에서는 동종요법이 국가차원에서 의료보험제도에 포함되어 있다. 우리나라에서는 2000년을 전후하여 몇 개의 의과대학에서 환자치료를 위해 활용되고 있지만 아직까지 많은 환자들이 사용하기는 어려운 실정이다.

Tips of story 19

사무엘 크리스찬 하네만(1755~1843년)

동종요법을 처음 언급한 사람은 히포크라테스이지만 더 깊이 확대시킨 사람은 200여년 전 독일 의사인 사무엘 크리스찬 하네만이다. 그는 식물학, 광물학, 화학 등에 조예가 깊었고 8가지 언어를 번역할 수 있는 언어감각도 뛰어난 수재였다. 하네만은 라이프치히(Leipzig) 의과대학을 졸업하였으나 그 당시 주류 의학의 치료법에 대해서는 회의를 느끼고 있었다. 당시 유럽에서는 질병의 원인이 나쁜 혈액에 있다고 생각해서 이를 제거하는 사혈(venesection)을 주된 치료법으로 사용했고 심지어 환자가 의식을 잃을 때까지 계속했기 때문이다. 하네만은 이러한 치료들이 오히려 환자의 질병을 더욱 악화시키고 심지어는 환자를 사망에 이르게 할 수 있다고 생각했다. 그는 질병에 의해 사망하는 환자보다 치료에 의해 사망하는 환자가 더욱 많다고 믿었다.

이처럼 주류의학에 대해 회의를 갖고 있던 하네만은 우연히 남미와 유럽에서 말라리아 치료제로 이용되던 '키나'라는 나무의 껍질이 건강한 사람에서는 말라리아와 유사한 증상을 유발한다는 것을 발견하고 다른 질병도 같은 방법으로 치료할 수 있다고 생각했다.

즉, 환자와 유사한 증상을 유발하는 약제를 투여하면 치료할 수 있다는 '유사의 법칙'을 전제로 동종요법을 제안하게 된 것이다.

5) 카이로프랙틱

① 정의

카이로프랙틱(chiropractic therapy)이란 그리스어로 손(chier)으로 치료(praktos)한다는 의미로 신경계(척추, 신경)와 근골격계(근육, 인대, 힘줄, 뼈, 관절)가 상호작용을 하는 것에 근거를 둔다. 이들의 상호작용이 원활하지 못하면 통증이 발생하는데, 카이로프랙틱요법으로 신경자극이 뇌와 신체의 다른 부분 사이로 잘 전달되게 함으로써 통증을 완화시킬 수 있다. 그러므로 카이로프랙틱은 관절 교정이나 척추 교정을 통해서 소통을 원활하게 하는 데 사용되고 있다.

카이로프랙틱요법사들은 건강한 신경계, 특히 건강한 척추에 의해 건강이 결정된다는 믿음을 가지고 있다. 그러한 기본적인 믿음으로 그들은 수술이나 약물치료 없이 자연적이고 전통적인 건강 치료법을 사용한다.

② 역사

카이로프랙틱 치료(척추 교정)는 BC 2,700년에서 1,500년 사이 중국이나 그리스의 저술들에서 그 기원을 발견할 수 있다. 그리고 이집트, 인디아와 티베트를 포함하는 고대 문명들 또한 기초적인 교정 기술을 갖고 있었으며, 아즈텍, 잉카, 마야 문명을 포함하는 다양한 남아메리카 원주민들의 문화권에서도 교정 시술이 행해졌다. 그리스의 히포크라테스(BC 460~376년) 조차도 교정 시술을 행했고 이는 그의 저서 Corpus Hippocrateum에도 저술되어 있다. 후에 히포크라테스의 저서에 영향을 받은 갈레노스(AD 129~199년)는 로마의 학자 에우데마스의 오른손 마비를 치료할 때 경추 교정을 사용했다고 전해진다. 서구의 민속의학체계에서 초기 카이로프랙터들을 접골사라 불렀는데 18세기 영국 접골사 허버트 바크 경(1860~1950년)은 접골기술로 유명했다.

카이로프랙틱의 개념은 1895년 미국의 접골사 팔머(Daniel david palmer)에 의해서 정립되었다. 그는 약간 비뚤어진 척추를 손으로 맞추어서 바르게 하면 증상이 호전되고 질병이 낫는다는 원리를 가지고 환자를 치료했다. 팔머는 오래 전 척추 손상으로 청각장애자가 된 하비 릴라드(Harvey Lillard)의 튀어나온 흉추를 눌러 정상 상태로 되돌려 청력을 회복시켰다. 그래서 뇌와 말단 사이에는 신경으로 연결되어 있고, 신경은 척추를 통과하므로 척추의 이상을 정상화시키면 증상을 치료할 수 있다고 본 것이 카이로프랙틱의 초기 치료 원리였다.

카이로프랙틱에서 척추나 골반 혹은 사지 관절의 미세한 이상을 'subluxation'이라 말하는데 이것은 현대의학적인 용어 '아탈구(subluxation)'와는 다른 개념으로 사용하고 있다. 즉, 정골의학(osteopathy)에서 이야기하는 관절기능장애(somatic dysfunction), 그리고 수기의학의 관절 고정 혹은 기능적 운동장애(fixation or functional blockage)를 포함한 척추나 사지 관절의 미세한 기능적인 이상을 아탈구라는 개념으로 사용했다고 보면 적당할 것이다.

카이로프랙틱이 주장하는 척추의 미세한 이상(subluxation)을 치료한다고 하는 개념은 정통 현대의학에 받아들여지지 않고 있다. 그러나 이러한 이론적인 논란에도 불구하고 카이로프랙틱 선진국에서는 하나의 학문과 치료 방식으로 자리 잡아 의료보험의 혜택까지 받고 있다.

최근에는 카이로프랙틱요법에 대한 생역학적이고 신경생리학적인 연구들을 통해 초기의 이론을 수정함으로써 의료전문가 집단들 사이의 이견을 줄여서 상호보완적인 개념을 정립해 나가고 있다.

③ 효과

카이로프랙틱 시술로 관절의 위치를 바로잡아 척수신경 혹은 척추에 대한 압박이 해소되고 추간판이 제자리를 찾아 들어가게 된다는 초기 카이로프랙틱의 관점은 논란의 여지가 많다. 그러나 관절이나 주변 근육과 건의 기계적 감각 수용체를 통한 신경자극에 대한 많은 연구를 통해 생역학적인 기전을 밝히는 데 많은 진전이 이루어지고 있다.

전통적으로 카이로프랙틱은 요통, 경추통 등 척추관련 통증과 여러 질환이나 척추만곡과 같은 자세 이상에 널리 적용되고 있다.

최근의 카이로프랙틱은 신경계를 조절하는 방법과 그 기전, 효과에 대한 연구로 자율신경계를 통한 심장혈관계 등의 내장질환치료, 중추신경계의 중풍후유증에 대한 재활치료, 신경과적 질환치료에 이르기까지 적용 범위가 넓어지고 있는 추세이다.

그러나 카이로프랙틱은 수술이나 약물처럼 외부적으로 신체의 생리적인 활동에 직접 개입하여 치료하기 보다는 신체가 본래 가지고 있는 감각 수용체를 자극함으로써 신체가 기능을 회복하는 것을 돕는 보조적인 치료요법이라 할 수 있다.

④ 부작용

심각한 골다공증, 항응고제를 사용하는 환자들, 골종양, 골수염, 대사성질환, 중증의 류마티스성 관절염, 골절 등에는 카이로프랙틱이 시행되어서는 안 된다.

부작용 증상으로는 국소적인 통증 혹은 불쾌감, 두통, 피로감, 어지러움, 오심 등이 있다. 경추시술 시에 가장 심각한 합병증은 추골동맥 증후군인데, 신전-회전한 상태에서 잘 발생하기 때문에 추골동맥 증후군의 위험인자가 있을 때는 경추에서 신전-회전 검사를 하여 신경학적인 이상이 있는지 확인하고 이상이 있을 시에는 시술을 하지 말아야 한다.

따라서 이러한 부작용을 막기 위해서는 환자를 카이로프랙틱으로 시술하기 전에 X-ray와 같은 현대의학 장비를 통해 검사를 철저히 하고, 전문교육기관에서 교육을 받은 시술자에 의해서만 수행하는 등의 주의가 필요하다.

⑤ 교육

1974년에 미국에서는 카이로프랙틱 교육위원회(Council on Chiropractic Education, CCE)가 만들어졌다. 이 기관은 미행정부의 교육부에 의해 공인된 기관으로, 카이로프랙틱대학 모두가 이 위원회의 공인을 받아야 한다. CCE는 카이로프랙틱의 교과과정, 교수, 직원, 환자관리, 시설 및 연구 등의 기준을 정하고, 카이로프랙틱 교육기관들의 효율성과 성과를 평가하는 업무도 맡고 있다.

카이로프랙틱대학의 교육내용을 살펴보면, 기초과학교육은 해부학, 생리학, 병리학, 생화학, 미생물학, 기초인체역학, 공중보건학 등이다. 임상과학교육 내용으로는 카이로프랙틱 원리와 치료, 진단학(신경진단학, 감별진단학, 증상진단학), 방사선학(정상방사선해부학, 방사선 생물리학, 정상방사선변이, 방사선측정학, 방사선촬영, 진단방사선), 정형의학, 신경과학, 류머티스학, 물리치료, 임상영양학, 의사윤리, 생체역학, 산학/부인학, 심리학, 연구방법, 임상소아/노인학, 응급치료학, 임상심리학, 피부과, 이비인후과, 기타 등이 있다.

카이로프랙틱대학에서 교육하고 있는 임상과정을 보면 진단과 원리, 수기치료를 주로 하는 과목들이 많은 시간을 차지한다. 카이로프랙틱 수기치료법, 척추분석법, 이학·임상·혈액 화학적 진단, 진단 방사선학 등이 임상과학 교육의 약 52%를 차지하고 있다.

카이로프랙틱대학의 교육과정을 일반 의과대학과 비교를 한 자료들을 참고하면 약 4년간의 교육시간과 기초과학 교육과정은 거의 비슷하지만, 진단 및 치료를 포함한 임상과목에 있어서는 카이로프랙틱 진단과 치료에 많은 시간을 할애한다는 것이 차이점이다.

⑥ 전망

1980년까지만 해도 미국 의사협회(American Medical Association, AMA)에서는 초기 카이로프랙틱이론을 인정하지 않았고, 카이로프랙틱 의사에게 환자를 의뢰하는 것을 비윤리적인 것으로 간주했다.

그러나 가설로서의 생물학적 기전보다는 실용적으로 환자의 치유효과를 강조하는 추세와 광범위한 논문분석에 의해 카이로프랙틱의 임상적 효율성이 좀 더 객관화됨에 따라 카이로프랙틱에 대한 기존 의학계의 부정적인 견해가 다소 해소되었다.

카이로프랙틱은 병변이 생기기 전에 인체의 기능적인 면을 분석하여 최적의 상태가 되도록하고 병적인 상태가 되더라도 인체기능이 호전될 수 있도록 자연치유력을 높이는 요법이다. 따라서 카이로프랙틱은 자연적이고 전인적이며 예방도 할 수 있는 미래 지향적인 치료방법으로 생각된다.

6) 예술요법

예술요법(art therapy)은 예술 활동을 통하여 심신을 건강하게 만드는 치료법이라고 할 수 있으며, 음악과 미술뿐 아니라 연극, 시, 소설, 춤, 놀이, 작업 등 자기표현을 매개로 한 예술 활동이 모두 포함된다. 그 가운데 본 장에서는 음악치료와 미술치료에 대해 소개하고자 한다.

① 음악치료

2005년 미국 음악치료협회(American music therapy association)에서는 '공인된 음악치료 과정을 이수한 전문가가 치료를 목적으로 음악적 중재의 사용 및 임상적 증거를 입증하는 것'이라고 정의하였다.

즉, 치료를 목적으로 음악의 요소들(멜로디, 리듬, 화성, 음색, 강약 등)과 음악의 형태(듣기, 연주하기, 노래하기 등)를 내담자의 필요에 맞게 재구성하고 체계적으로 사용하는 과정이라 할 수 있다.

음악치료는 음악을 기능의 회복이나 향상에 초점을 두기보다는 내면의 변화와 인식, 경험을 탐험하는 매개체로 주로 사용하게 된다. 즉, 음악을 통해 드러나는 내담자의 반응이나 경험을 매우 중요시하며 치료과정에서는 그 반응과 경험들을 음악을 통해 다른 방향으로 유도하거나 전환하도록 돕는다. 따라서 음악이 정서에 미치는 영향을 이해하기 위해서는 카타르시스에 대한 이해가 매우 중요하다. 그리스의 철학자에 의해 처음 개념화된 카타르시스는 심신에 내재된 정서가 외부로 표출 또는 정화되는 것을 의미한다. 카타르시스의 경험은 심리치료에서 매우 중요한 치료 요인이며, 음악을 통한 카타르시스는 음악의 전개와 절정(클라이맥스)에 의해 이루어진다. 이러한 절정 경험은 삶의 질적인 만족을 불러오는 데 매우 중요한 요인이다.

고대 그리스시대에는 질병의 원인이 심신의 부조화 상태라 생각하여 육체와 영혼 간의 균형을 복원한다는 의미에서 음악치료를 사용하였다.

기독교 중심 사회였던 중세시대는 질병의 원인이 죄에 대한 신의 형벌로 인식되었다. 이 시기의 음악은 인간의 질병을 고치는 데 공헌한 성자들을 찬양하기 위해 사용되었고, 높은 직위에 있는 사람들이 병에 걸렸을 때 기분전환을 돕도록 사용되었다.

르네상스시대에는 음악이 질병예방을 위한 부수적 방법으로 채택되었고, 전염병이 돌 때는 질병에 저항하기 위해 정서적 측면을 고양시키는 음악을 사용하기도 했다.

그러나 19세기 중엽에는 해부학, 수술, 세균학, 생화학, 신경-정신과학 등 과학적 학문의 발달로 그 전시대에 비해 음악치료의 사용이 감소되었다.

그 후 세계대전 중에 음악을 들려준 부상당한 군인들이 그렇지 않은 부상자들에 비해 신체적, 감정적 반응이 뛰어나자 이에 병원에서는 음악가를 고용하기에 이르렀다.

그리고 20세기에는 미국과 북유럽의 일부 병원에서 음악치료가 정식으로 도입되기 시작하였으며 대학에서도 정식 교과목으로 채택되었다.

음악은 인간 행동양식의 결과물이자 삶 속에서 가장 친숙한 매체이다. 모든 문화권에서 다양한 연령층의 사람들이 음악을 듣거나 연주를 하는 등 개인적인 즐거움을 위해 음악 활동을 한다. 이러한 주관적 매체인 음악이 치료의 개념에 적용되기 시작한 것은 여러 영역의 연구결과들을 근거로 체계적인 음악의 사용에 대한 시도가 이루어지면서부터이다.

음악치료는 응용학문으로서 음악치료 관련 학문(발달심리, 상담학, 정신병리 등)의 발달과 함께 다양한 영역으로 확장되어 왔다.

음악은 출생부터 노년기에 이르기까지 음악의 훈련여부나 전문지식의 유무와 상관없이 삶

속에서 다양한 형태로 사용되었는데 이는 치료도구로서 음악이 가지고 있는 장점이며 또한 음악이 치료적으로 사용되는데 큰 원동력이 되기도 한다. 시대나 민족에 따라 다양하고 미적 기능과 사회적 기능을 동시에 가지고 있는 음악을 매개로 한 음악치료는 서양의학의 발달과 함께 보조적 치료수단으로 등장하였다.

음악치료의 근본은 음악을 통한 심리치료이며, 사용범위가 다양한 만큼 치료기법도 다양하다. 즉, 음악치료는 감각운동기능손상, 심리장애, 의사전달장애, 정신지체, 학습장애, 치매, 노화, 스트레스의 감소와 이완, 고통절감 등 다양한 질환에서 보조적 치료수단으로 사용되고 있다.

우리는 좋아하는 음악을 들을 때 기쁨을 느끼게 되고, 그러면서 조금 전과는 다른 새로운 느낌을 받는 경험을 한다. 음악은 우리의 생활 속에서 기분을 전환시키고, 신체적 리듬을 좋아지게 해주며, 심리적인 안정도 주는 것이다.

특히 음악이라는 매체의 가장 큰 특징인 '친숙함'을 이용한 다양한 음악의 기능을 일상생활 속에서 발견할 수 있는데, 1994년에 메리암(Merriam)은 전 세계 여러 문화 속에서 사용되는 음악의 여러 기능을 연구하고 이를 바탕으로 음악의 기능을 7가지로 정리하여 설명해 놓았다 [표 3-23].

✱ 표 3-23 음악의 기능

기능	예
음악에 대한 신체적 반응의 기능	길을 걷다 음악소리에 맞춰 고개 끄덕이기
의사소통의 기능	영화나 광고에 사용되는 효과성 음악
감정 표현의 기능	정치집단을 비난하기 위한 강렬한 록 음악
상징적 표현의 기능	가치관, 이념 등을 표현하는 도구
사회적 규범, 사회적 제도, 종교 의식 등을 위해 사용되는 음악의 기능	70년대 새마을 운동 노래
문화의 계승과 정착에 기여하는 음악의 기능	고유한 음악 유산을 통한 역사의 계승
미적인 즐거움이나 오락의 기능	음악 고유의 본질인 예술적 가치에 대한 기능

② 미술치료

미술치료라는 용어는 1961년 Bulletin of Art therapy의 창간호에서 편집자인 울만(Ulman)이 처음 사용하였다. 울만은 미술치료는 '시각예술이라는 수단을 이용하여 인격의 통합 혹은 재통합을 돕기 위해 교육, 재활, 정신치료 등 다양한 분야에서 널리 사용하는 치료법'이라고 하였다.

미술치료는 다양한 미술매체, 회화, 조소, 공예, 디자인 기법 등과 같은 미술적 표현을 통하여 환경적, 사회적 상호관계에서 개인이 처하고 있는 정서적 불안이나 삶의 어려운 상황을 표현할 수 있게 한다. 그리고 개인의 심리적 카타르시스를 경험하게 하며, 발견되지 않았던 개인의 무의식을 탐구할 수 있도록 해준다. 또한, 내면적인 개성을 발견하여 창출시키도록 유도하여 내부의 문제점을 이해하고 도와줌으로써 신체적, 정신적으로 건강한 생활을 영위하도록 도와주는 보조적 치료방법이다. 따라서 불안이나 우울증을 감소시키며, 집중력을 향상시켜 학습장애, 주의력 산만과 과잉행동장애아에게 보조요법으로서 현대의학적 치료와의 상승작용을 기대할 수 있다.

미술치료는 19세기 초반 독일정신병원 의사들이 작업치료로서의 미술활동을 예술적, 정서적인 효과가 있다고 인식하는 것으로 시작하였다.

미술치료의 원초적인 뿌리는 개인이나 집단의 안녕을 위해 창작된 미술을 그 시작으로 볼 수 있다. 사실상 인간의 역사가 시작되면서부터라고 해도 과언은 아닐 것이다. 그리고 인간은 아름답게 꾸미기 위한 장식적인 목적 외에도 원하는 것을 이루기 위해 이미지와 기호를 사용한 미술활동을 했다. 또한 여러 가지 상황들을 마주했을 때, 두려움이나 공포와 같은 강력한 감정을 조절하고 표현하며 해롭고 두려운 존재로부터 자신을 보호하려는 주술적 목적으로 미술을 창조하기도 했다.

고대 부족의 샤머니즘 의식과 무속화 그리고 구석기시대의 동굴벽화 등도 미술치료의 기원으로 볼 수 있다. 이러한 벽화 속의 무속화는 자신들이 추구하는 것을 그려낸 상징화 작업으로 치료적인 의미가 부가된 것이라 볼 수 있다.

창작활동을 통하여 심리적인 문제를 해결하려는 노력이 일부 예술인들과 정신건강 전문가들의 관심사가 되어온 것은 오래된 일이지만 미술치료분야가 체계화되어 전문직종으로 정착되기 시작한 것은 최근의 일이다. 미술의 치료적인 측면에 대한 관심과 이해가 시작된 것은 19세기말인데, 아동과 정신질환자의 그림에 관심을 보임으로써 환자의 상황과 연관이 있음을 인식한 것이 최초의 시도이다.

20세기 중반에 이르러서는 프로이트의 정신분석적 이론과 경험에 입각하여 치료를 위한 미술행위가 전문적으로 자리 잡게 되었다. 그는 꿈 속에 표현된 이미지와 무의식에 대한 이론들을 발전시켰으며, 미술표현은 인간 정신의 내면세계를 이해하는 방법이 된다고 하였다. 스위스의 정신의학자 융(Carl jung, 1875~1961년)은 이미지가 무의식 속에 남게 되면 인간의 행동에 부정적인 영향을 미칠 수 있기 때문에 감정이 실린 이미지를 의식으로 끌어내는 것이 중요하다고 생각하였으며 이를 할 수 있는 것이 미술활동이라고 보았다.

이처럼 오늘날의 미술치료는 상징화의 중요성을 부각시킨 프로이트와 융의 이론, 그리고 현대 정신의학과 함께 성장하였다. 프로이트는 꿈(무의식의 저장고) 속에서 상징적 심상으로 생생하게 표현되는 무의식의 개념을 발전시켰으며 꿈이나 상징은 시각적 이미지를 통하여 표출되고 이러한 상징적 표현이 언어를 대신한다고 보았다.

융은 다양한 시대를 거치는 각기 상이한 문화들 속에서 보이는 공통의 상징을 지니는 보편적인 무의식(집단 무의식, 원형)을 가정하였다. 실제 체험을 통하여 무의식은 하나의 상(image)을 만들고 상징적인 의미를 가지고 있음을 주장한 것이다. 또한 그는 그림분석을 중요시하여 정신치료에서 적극적으로 명상(상상)후 그림을 그리게 하였는데, 그림을 통해서 무의식의 내용이 나타나고 그림을 그림으로써 감정기능을 살린다고 여겨 무의식의 창조적인 기능을 자극하는 방법으로 치료하였다.

미국은 1960년대에 미술치료 전문학회와 전문교육기관이 창설되었다. 미술치료를 실제적으로 적용한 사람은 퀴아트코브스카(Kwiatkowska)로, 1958년 미국 국립정신건강연구소(national institute of mental health)에서 여러 환자들을 대상으로 미술치료를 실시하였다. 주로 정신분열증 환자와 신경증 환자들을 대상으로 가족미술치료를 통해 치료하였으며 그 기록은 미술을 통한 가족치료와 평가(family therapy and evaluation through art, 1978)에 잘 나타나 있다.

미술은 무의식적인 심상의 표현이자 시각적 이미지를 활용한 의사소통 방법이다. 인간의 사회활동은 대부분 언어활동을 통해 이루어지지만 언어적 능력이 떨어지는 사람들이나 자신의 감정을 숨기고 싶어 하는 사람들에게는 심리치료를 하는 과정에서 많은 어려움이 존재한다. 즉, 논리성이 결여된 사람, 정신과정이 와해된 사람, 마음을 표현하지 않는 사람들처럼 언어장애나 정신장애를 겪고 있는 사람은 자신의 상태를 제대로 표현하지 못하는 것이다.

따라서 직접적이고 구체화된 미술활동은 내담자가 자신의 작품을 통해 스스로를 통찰할 수 있게 하고 치료자가 내담자의 상태를 이해하는데 많은 도움이 된다.

또한 미술치료는 자료의 보존이 가능하여 활동 자료의 영속성을 지니며 미술활동을 하는 공간 속에서 인간관계의 연관성을 발견하여 긍정적인 치료적 관계를 형성하는 장점을 가지고 있다.

그리고 미술활동에서는 내담자가 심리적인 부담감을 느끼지 않으며, 자아의 존중감을 향상시키고, 미술을 창조하는 과정 자체가 통합이라는 치유력을 갖고 있어서 일상의 활력을 증진시키기도 한다.

그러나 모든 사람들에게 미술치료가 효과적일 수는 없으며, 미술치료를 일반화하는 데 어려움이 있고, 그림을 해석하기 위해서는 환자에 대한 많은 정보와 관찰을 바탕으로 해야 하는 한계가 있다.

미술치료의 문제점과 향후 개선 방향을 정리하면 [표 3-24]와 같다.

✱ 표 3-24	미술치료의 문제점과 향후 개선 방향
미술치료사의 자격	현재 우리나라에서는 대학원, 대학, 학회 및 협회, 사설교육기관 등에서 미술치료사 자격증을 수여하고 있는 상황이다. 아직까지 국가적으로 공인된 미술치료사 자격증은 없다. 수준 높은 미술치료사를 양성하기 위해서는 국가가 신뢰할 수 있는 기관이나 단체의 양성모형연구 결과를 통해 국가적인 교육과정을 제시하고 이를 이행, 심사를 거쳐 자격을 부여하는 절차가 필요하다.
경제적 환경	미술치료사는 병원, 복지관, 상담 및 치료실, 학교 등에서 활동할 수 있다. 그러나 직업으로 정착되지 않아 정규직보다는 봉사활동이나 시간제로 근무하는 사람이 많으며, 보수도 낮고 전문가로서 인정을 받지 못하는 경우가 많다.
제도적 장치	한국직업정보시스템 자료(2011년)에 의하면, 미술치료사의 고용현황은 향후 5년간 증가할 것으로 전망하고 있다. 최근 복지관이나 병원에서 미술치료사를 채용하는 비율이 높아지고 있고, 학교 방과 후 활동이나 바우처 사업이 실시됨으로써 활동영역이 확대될 것으로 보이지만, 근본적으로 미술치료사들이 상담 및 치료에 임할 수 있는 제도적인 장치가 필요할 것이다. 국가는 미술치료사가 필요한 기관(병원, 교육기관, 재활기관 등)에 예산과 지원 대책을 강구하고, 미술치료사 양성기관을 엄격히 심사하여 인정해 줌으로써 치료사의 자질을 높여나가야 할 것이다.

미술치료의 발전을 위해서는 임상적으로 표준화된 미술치료가 이루어져야 하고, 그러기 위해서는 올바른 치료 방향과 지침을 제시할 수 있는 미술치료 전문가 양성이 선행되어야 한다.

그리고 미술치료가 한국에 정착하기 위해서는 학문적 바탕과 임상실험 데이터의 축적, 환자 중심의 의료서비스 및 대중화를 위한 환경조성이 필요하다. 또한 비의료 분야에서 활발한 홍보를 통해 미술치료가 의료현장에서 적극적으로 활용될 수 있도록 노력해야한다.

더 나아가 앞으로는 미술과 의학을 통합한 통합미술치료(integrative art therapy)가 서양의학, 동양의학, 대체의학의 장점을 융합하여 더욱 발전적인 역할을 할 것으로 기대된다.

/참/고/문/헌/

국문문헌

- 황상익, 권복규 옮김, 세계의학의 역사, 한올아카데미, 1994
- 앤 루니, 의학오디세이, 돋을새김, 2014
- 알렉스울프, 테마 별로 배우는 통합형 세계사 교과서, 빅북, 2011
- 이부영, 의학개론 1(의학의 개념과 역사), 서울대학교출판부, 1994
- 강길전, 이기환, 홍달수, 대체의학의 이론과 실제, GB기본의학, 2008
- 김동하, 석보경, 맹학영, 대체의학 개론, 한올출판사, 2010
- 전세일, 보완통합의학의 임상응용과 실제, 한국의학사, 2009
- 대한보완통합의학회, 통합의학, 한미의학, 2012
- 대한보완대체의학회, 보완대체의학, 이한출판사, 2004
- 강길전 등, 통합의학, 한미의학, 2012
- 전국 한의과대학 사상의학교실 엮음, 사상의학, 집문당, 1997
- 홍순용, 이을호 옮김, 사상의학원론, 행림, 1981
- 전세일 등, 보완대체의학의 임상응용과 실제, 한국의학사, 2009.
- 대한보완대체의학회, 통합의학으로 가는 길-보완대체의학, 이한출판사, 2004.
- 이춘환, 신과학운동, 신과학연구회편, 범양사, 1991
- 최호춘 옮김, 밝혀지는 천리와 인간의 신비, 진명인쇄소, 1996
- 김명철 등, 치료마사지, MD메디시안, 2008

- 장태수 등, 스파테라피 서비스 산업 프로를 위한 SPA, MD 메디시안, 2008
- 요가교본, 한국요가협회, 2007
- 이의영, 차크라, 하남출판사, 1996
- 호이에르 슈타인, 요가 전통(요가의 역사 문학 철학 그리고 수행), 무수, 208
- 이태영, 요가(하타 요가에서 쿤달리니 탄트라까지), 여래, 2003
- 배해수, 인도 전통 요가의 맥: 초급, 지혜의 나무, 2007
- 이철완, 이학적 원리를 이용한 한방 물리치료요법. 일중사, 1992
- 김대홍, 바른 경락 마사지학 개론, 한국 마사지 교육 협회, 1997
- 한국민족문화대백과사전, 단군신화, 한국정신문화연구원, 1987
- 학원세계대백과사전 10, 학원출판공사, 1994
- 김동현 등, 약과 건강, 도서출판 효일, 2004
- 김규열, 최윤희, 약선식료학개론, 의성당, 2009
- 김규열, 약선본초학, 성보사, 2009
- 소정룡, 쑥 생명을 지키는 의초, 진리탐구, 1999
- 류병호, 마늘, 제대로 알고먹자, 삼호미디어, 2008
- 윤서석 등, 한국음식대관 제1권: 한국음식의개관, 한국문화재보호재단 p.362
- 정구점, 차은정, 약선재료학, 도서출판 효일, 2007
- 승정자 등, 식사요법의 이론과 실제, 광문각, 2005
- 송경희 등, 식사요법, 파워북, 2010
- 전순의 원저, 왕실의 식이요법, 지구문화사, 2012
- 권순형 등, 최신 식사요법, 도서출판 효일, 2013
- 최혜미 등, 21세기 영양과 건강 이야기, 라이프사이언스, 2012
- 장유경 등, 임상영양관리, 도서출판 효일, 2011
- 서광희 등, 알기 쉬운 영양학, 도서풀판 효일, 2013
- 이철호, 음식오케스트라, 한국식량안보연구재단, 1994
- 정현주, 음악치료의 이해와 적용, 이화여자대학교 출판부, 2005
- 주리애, 미술치료학, 학지사, 2010
- Judith A. Rubin, 이구동성미술치료, 학지사, 2012
- 서명옥, 미술치료의 매체활용법, 학지사, 2009

외국문헌

- Mehta M, Arjunwadkar KS. Yoga explained: A new step-by-step approach to understanding and practising yoga. London:Kyle-Cathie. Raub JA, 2002

- Evidence-Based Herbal Medicine Hanley 7 Belfus: M. Rotblatt, MD, PhD I Ziment, MD, FRCP, 2001

- Encyclopedia of natural medicine, 2nd edition, 1997

- Prima: M. Murray, Joseph E. Pizzorno Jr, PDR for nutritional supplements, 2003

- Medical Economics. Phyllis A Balch, James F Balch, 1997

- The Doctor's Complete Guide To Alternative Medicines, 기능성식품ガイド,講談社: 吉川敏

- Preparateliste Naturheilkunde 2nd edition, Urban & Fischer, 2001

- Simonton C. Stress, Psychological factor, Cancer Banthum Book. 1980.

- Principles and practice of Phytotherapy. Churchill Livingstone: S.Y.Mills, K.Bone, 2000

- Joseph E. Pizzorno, Joseph Pizzorno, Textbook of natural medicinem 4nd edition, Chuchill Livingstone, 2012

- PDR for Herbal medicine, 3rd edition, Tomson: David Heber, MD, phD, FACP, FACN, 2005

- DeBruyne, Whitney, Pinna, Nutrition & Diet therapy 7thedition, Wadsworth Pub, 2008 K,

- McCall TY. ogaasmedicine. NY: Bantam Books, 2007

- Linda Baily Synovitz, Karl L Larson. Complementary and alternative medicine for health professionals. Jones & Bartlett. 2011.

- Barnes PM, Powell-Griner E, McFann K, Nahin RL. Complementary and alternative medicine use among adults: United States, 2002

- Council for responsible nutrition. The benefits of nutritional supplements 4th ed, 2012

- NCCAM, Expanding Horizons of Healthcare: five-year strategic plan 2001-2005, U.S. Dept. of Health and Human Service, Public Health Service, National Institutes of Health, 2000

- Brown C. Yoga. New York: Barnes & Noble, 2003

한국저널과 학위논문

- 전세일, 보완대체의학의 역할, 경기대학교 대체의학대학원 제12회 정기학술 세미나, pp. 3-14, 2011

- 김영설, 몸의 역사, 비만과 신체 인식의 변화 과정. 69-71쪽. 2014년 제 29회 추계 연수 강좌, 대한비만학회, 2014. 09. 21

- 윤지종, 뉴에이지 운동의 미래 낙관주의 사상에 대한 비판적 고찰, 대구가톨릭대학교 대학원 석사학위 논문, 2000
- 박성식, 동무 이제마의 가계와 생애에 대한 연구, 사상체질의학회지 8:18, 1996
- 박찬민, 요가 프로그램 참여자의 라이프스타일 유형에 따른 참여 동기: 하타요가를 중심으로, 석사학위논문, 연세대학교 대학원, 2004
- 정정욱, 신현욱, 김훈, 하타 요가 수련이 폐기능 및 호흡순환 기능에 미치는 영향, 한국보건교육·건강증진학회 학술대회 발표논문집, 243-245, 2007
- 이혜정, 자율신경계 및 뇌파에 미치는 영향, 계명대 체육학과 박사학위논문, 2013
- 김의영, 김창우, 한재철, 요가수련이 자아존중감에 미치는 영향 분석, 대한무도학회지, 8: 119-132, 2006
- 김미숙, 양점홍, 성혜련, 요가 호흡법과 아사나가 중년여성들의 폐환기능력과 기능적 체력에 미치는 영향, 한국사회체육학회지, 25: 277-286, 2005
- 서효정, 요가수련이 성인여성의 신체기능에 미치는 영향, 미간행 석사학위논문, 경북대학교 대학원, 대구, 2007
- 정명아, 마사지 기법에 따른 건강성인의 생리반응과 통증지각 변화, 조선대학교 박사학위논문, 2009
- 권혁미, 김성중, 김귀정, 피부미용에서의 엠엘디 소개-보더박사의 마사지 법-한국미용학회지 8: 85-92, 2002
- 이창묵, 캐나다 생명공학 연구현황 Ⅱ, 2004
- 김달래, 제마의 사상체질의학, 식품문화 한맛한얼 1: 94-97, 2008
- 김만산, 상의학, 대한한약학회지 6: 179-184, 2002
- 백상용, 동무 이제마의 의학사상에 대한 연구, 대한한의학원전학회지 13: 117-145, 2000
- 황인선, 이제마 사상의학에서 생리와 윤리의 상관성 연구, 양명학 38: 229-259, 2004
- 김영운, 이제마의 사상의학 「동의수세보원」의 「장부론」에 관한 연구, 동방논집 4:115-140, 2011
- 강영경, 단군신화에 나타난 웅녀의 역할, 여성과 역사 16:37-68, 2012
- 김종대, 국문화의 원류, 〈단군신화〉에 나타난 곰과 호랑이의 상징성, Journal of Culture Technology Reasearch Institute 4:15-22, 2008
- 봉선기, 동의보감 보존과 현대적 활용에 관한 연구, 한국한의학연구원 115: 31-42, 2009
- 김명자, 한·중 단오 유래설과 관련 세시, 남도민속연구 6: 7-38, 2007
- 리재선, 현 시기 조선에서 널리 장려되고 있는 민속명절과 민속놀이에 대하여 퇴계학과 유교문화, 한국의 철학 35: 77-88, 2004
- 식품의약안전청, 건강기능식품평가의 과거, 현재, 미래, 2008

- 이기배, 천연기능성 식품소재의 산업화-인그리디언사의 클린 라벨 제품을 중심으로, 식품산업과 영양 20: 11-14, 2015
- 유경모, 건강기능식품 시장의 활성화 및 성장전략, 식품산업과 영양 20: 4-7, 2015
- 김영찬, 홍희도, 조장원, 정신교, 미국의 건강기능성 식품 최근 동향, 식품산업과 영양 20: 15-17, 2015
- 김희준, 건강기능식품 시장에서의 신제품 진입 개발전략에 관한 연구, 2014
- 보건산업진흥원, 2014 식품산업 분석 보고서, 2015
- 유경모, 건강기능식품 시장의 활성화 및 성장전략, 식품산업과 영양 20: 4-7, 2015
- 이혜영, 건강기능식품 기능성 원료 인정, 식품산업과 영양 18: 1-7, 2013
- '08~'12년도 기능성원료 인정 현황, 식품의학안전처, 2013
- 길림성민족사무위원회, 동지와 팥죽, 중국조선어문 92: 64-65, 1997
- 최덕경, 조선의 동지팥죽과 그 역사, 역사민속학회 20: 191-225, 2005
- 김준한, 구건효, 김종국, 이진만, 문광덕, 창포(Acorus calamus L.) 뿌리 건조분말의 식품학적 성분, 한국식품저장유통학회 9: 380-384, 2002

외국저널

- Benson H. The relaxation response: therapeutic effect. Science. 5;278(5344): 1694-1695, 1997
- Mundy EA, DuHamel KN, Montgomery GH. The efficacy of behavioral interventions for cancer treat-ment related side effects. Seminars in Clinical Neuropsychiatry. 8: 253-275, 2003
- Astin JA, Shapiro SL, Eisenberg DM, Forys KL Mind-body medicine: state of the science, impli-cations for practice. J Am Board Fam Pract. 16: 131-147, 2003
- CDC Rutledge JC, Hyson DA, Garduno D, et al. Lifestyle modifica-tion program in management of patients with coronary artery disease: the clinical experience in a terti-ary care hospital. J of Cardiopulmonary Rehabilitation. 19: 226-234, 1999
- Davidson RJ, Kabat-Zinn J, Schumacher J, et al. Alterations in brain and immune function produced by mindfulness meditation. Psychosomatic Medicine. 65: 564-57, 2003
- Jacobs G. Clinical applications of the relaxation response and mine-body interventions. The J of Alternative and complementary Medicine. 7: 93-101, 2002
- Luskin FM, Newell KA, Griffith M, et al. A review of mind/body therapies in the treatment of muscu-loskeletal disorders with implications for the elderly. Alternative Therapies in Health and Medicine. 6: 46-56, 2000

- Shekelle PG. Spinal manipulation. Spine. 19: 858-61, 1994

- Ernst E *et al.* Massages cause changes in blood fluidity. Physiotherapy. 73: 43-45, 1987

- Suskind M, *et al.* Effects of massage on denervated skeletal muscle. Arch Phys Med. 27:133-135, 1946

- Goats GC. Massage: the scientific basis of an ancient art. 1. The techniques. Br J Sports Med. 28: 149-152, 1994

- Ernst E. The safety of massage therapy. Rheumatology. 42: 1101-1106, 2003

- Myers CD, Walton T, Small BJ. The value of massage therapy in cancer care. Hematol Oncol Clin North Am. 22: 649-660, 2008

- Russell NC, Sumler SS, Beinhorn CM, *et al.* Role of massage therapy in cancer care. J Altern Complement Med. 14: 209-214, 2008

- Nayak NNm Shankar K. Yoga: a therapeutic approach. Phy Med Rehabil Clin N Am Niv. 15: 783-98, 2004

- Javnbakht M, Hejazi-Kenari RH, Ghasemi M. Effect of yoga on depression and anxiety of women. Complementary Therapies in Clinical Practice. 15: 102-104, 2009

- Psychophysiologic effects of hatha yoga onmusculoskeletal and cardiopulmonary function: A literature review. J of Alternative and Complementary Medicine, 8: 797-812, 2002

- Frey Law LA,Evans S,Knudtson J,Nus S,SchollK,Sulka KA. Massage reduces pain perception and hyperalgia in experimental muscle pain: A randomized, controlled trial. The J of Pain. 9: 714-721, 2008

- Field T. Massage therapy. Medical Clinics of North America. 86: 163-171, 2002

- EkiciG, Baakaar Y,Akbayrak T, Yuksel I. Comparison of manuallymph drainage therapy and connective tissue massgae in women with fibromyalgia: A randomized controlled trial. J Manipulative and Physiol Ther. 32: 127-133, 2009

- Taylor AG, Galper DI, Taylor P, Rice W, Andersen W, Irvin W, Wang XQ, Harrell Jr. Fe. Effects of adjunctive Swedish massage and vibration therapy on short-term postoperative outcomes: arandomized, controlled trial. J Manipulative and Physiol Ther. 27: 314-326, 2004

- Weier KM, Beal MW. Complementary therapies as adjuncts in the treatment of postpartum depression. J Midwifery Womens Health. 49: 96-104, 2004

- Sloan AE. The top ten functional foods trends. Food Technol, 68, 2014

- Angela Starkweather Linda Witek-Janusek Herbert L Mathews. J of Neuroscience Nursing. 37: 1, 2005

CITE

- http://www.nlm.nih.gov/nccam
- http://nccam.nih.gov/health/backgrounds/mindbody.htm.
- FDA. Dietary Supplements. http://www.fda.gov/.
- KHIDI. http://www.khidi.or.kr/
- http://www.ift.org/food-technology/past-issues/2014/april/festures/toptentrends.aspx.

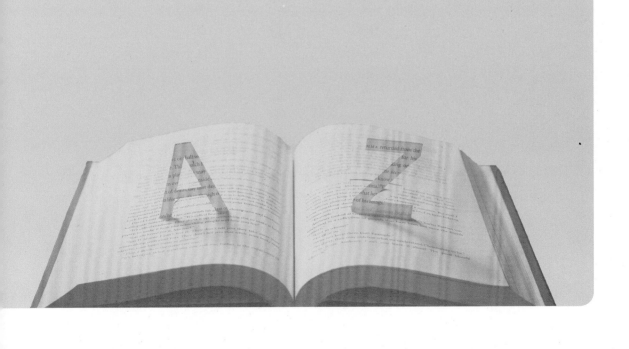

/찾/아/보/기/

ㄱ

가렛 50
가트포스 141
간호사 50
간호학교 50
갈레노스 26, 28, 113
갈레닉 113
감마글로불린 53
감염 48
감염질환 78
건강관리 43
건강교육법 87
건강기능식품 88, 139
건강습관 83
경락 마사지 157
경혈점 75
계몽주의 43
고대 마사지 156
고대시대 12
고전시대 17
공중보건 56
공중보건기구 43
과학혁명의 시대 75
국가의료비 81

그라함 155
그리스 마사지 156
그리스의학 17
근막이완법 158
기능의학 133

ㄴ

나이팅게일 50
내경 14
내부환경 62
노령화 59
노인건강 56
뇌졸중 93

ㄷ

다벤느 45
단군신화 123
단오 128
대체요법 76, 82
대체의학 59, 67, 97
도(道) 14
도수림프배출 마사지 158
동양의학 59
동의보감 125

동종요법 . . 46, 86, 94, 99, 159
동종요법사 101
동종요법처방 99
동지 129
디기탈리스 42
디오스코리데스 30
뜸 15

ㄹ

라부아지에 41
라예르 45
라우브 151
라이프니츠 40
라자요가 152
레오니케노 35
레이저 57
로마 마사지 156
로버트 티저란드 142
로봇수술 57
로비케 45
루푸스 26
르네상스시대 의학 35
리네커 35
리스터 48

린네 41
림프드레니지 157

ㅁ

마사지 12, 96, 101
마사지요법 154
마취술 47
막스 타일러 53
만병통치 80
만성질환 59
만성퇴행성질환 76, 97
만트라 148
만트라요가 152
메가비타민치료 97
메르스 78
메리암 165
메소포타미아 75
메소포타미아의학 12
메치니코프 46
멘델 52
면역력 70
면역학 52
멸균 48
명상 147, 167

모르가니 42
모턴 47
무병장수 59, 62, 77
뮐러 44
미국 국립보건원 67
미국 음악치료협회 163
미국 의사협회 163
미병 65
미세수술 57
미술치료 166
미술활동 166

ㅂ

바이러스학 52, 53
박테리아 45
박티요가 152
반 헬몬트 38
반사요법 158
발효 45, 48
방사선학 52, 162
백신 53
베르나르 44
베살리우스 36
벤 마이몬 32

벨 44
병리학 52
병리해부학 42
보건용 식품 91
보르데 53
보완대체의학센터 67
복지프로그램 93
본초경 14
뵐러 44
부어하브 41
부인과 49
부패 48
부흐하임 45
붕대감기 13
브라운 45
블랙웰 50
비르효 46
비만 59
비베카난다 151

ㅅ

사상의학 125
사혈 13
산과 49

산소치료....................99
산업혁명................43, 76
살리피린....................45
생약......................119
생약요법..................113
샤머니즘..................166
서양의학................59, 67
선사시대....................10
섭생법......................57
세계보건기구............56, 62
세균학..................45, 46
세르튀너....................44
세포병리학..................46
소독......................48
소라누스....................26
소아과......................49
소크......................53
수기요법..................100
수도원......................29
쉬탈......................40
슈미드베르크................45
스웨덴식 마사지............157
스트레스..................149
스트리키닌..................44
스파......................82
시든햄......................39
시아츄....................158

식료찬요..................126
식물요법................86, 99
식물지......................37
식물치료사..............98, 101
식생활지침................135
식습관관리..................93
식이보조제 보건교육법......119
식이요법..........12, 46, 130
식품 교환표................134
식품공전..................138
식품위생....................56
신경과......................49
신경요법..................100
신경해부학..................54
신과학......................76
실버 세대....................89
심신요법..................104
심프슨......................47
십자군 원정................33

ㅇ

아낙시만드로스..............19
아낙시메네스................19
아랍의학....................30
아로마....................141
아로마 오일..........141, 143
아로마요법..........141, 143

아르카가토스................25
아르키게네스................22
아리스토텔레스..............21
아비센나..................142
아스클레피아데스............25
아스클레피오스..........18, 28
아스피린....................45
아유르베다..............14, 75
아테나에우스................22
안과......................49
안마......................101
안티피린....................45
알─라지....................31
알렉산드리아................13
알아차림..................149
암......................53
앨버트 세이빈................53
약리학......................46
약물....................12, 14
약물요법....................12
약물학......................29
약선......................122
약식동원..................123
약초..........10, 120, 143
약초요법..75, 94, 99, 113, 129
약학......................30
양생법......................14

에너지치유 · · · · · · · · · · · 97
에드윈 채드윅 · · · · · · · 49
에라시스트라토스 · · · · · 23
에테르 · · · · · · · · · · · · · 47
엑스레이 · · · · · · · · · · · · 57
역병학 · · · · · · · · · · · · · 53
영양보충식품 · · · · · · · · · 91
영양요법 · · · · · · · · · · · 129
영양학 · · · · · · · · · · · · · 131
영적치료 · · · · · · · · · · · · 98
예방 · · · · · · · · · · · · · · · 43
예방백신 · · · · · · · · · · · · 45
예방접종 · · · · · · · · · · · · 45
외과술 · · · · · · · · · · · · · · 14
외부환경 · · · · · · · · · · · · 62
요가 · · · · · · · · · · 82, 100, 150
우두 · · · · · · · · · · · · · · · 42
운동 · · · · · · · · · · · · · 46, 93
운동부족 · · · · · · · · · · · · 59
울만 · · · · · · · · · · · · · · 166
울−압바스 · · · · · · · · · · · 31
워렌 · · · · · · · · · · · · · · · 47
웬들 홈즈 · · · · · · · · · · · 48
웰즈 · · · · · · · · · · · · · · · 47
위더링 · · · · · · · · · · · · · 42
위생문제 · · · · · · · · · · · · 48
유기농 · · · · · · · · · · · · · 89

유전 · · · · · · · · · · · · · · · 52
유전공학 · · · · · · · · · · · · 57
유전학 · · · · · · · · · · · · · 52
융 · · · · · · · · · · · · · · · · 167
음악치료 · · · · · · · · · · · 164
응용임상영양학 · · · · · · · 132
의료체계 · · · · · · · · · · · · 43
이븐−시나 · · · · · · · · · · · 31
이비인후과 · · · · · · · · · · 49
이슬람 · · · · · · · · · · · · · 30
이완요법 · · · · · · · · · · · · 97
이제마 · · · · · · · · · · · · · 125
이집트의학 · · · · · · · · · · · 13
인간유전학 · · · · · · · · · · 52
인도 힌두치료 · · · · · · · · 156
인도의학 · · · · · · · · · · · · 14
인스턴트식품 · · · · · · · · · 82
인지학적의학 · · · · · · · · · 86
인체의 구조에 대하여 · · · · 36
인플루엔자 · · · · · · · · · · 53
일본 지압 · · · · · · · · · · · 156
임상영양학 · · · · · · · · · · 132
임호텝 · · · · · · · · · · · · · 113

ㅈ

자연요법 · · · · · · · · · · · 100
자연요법사 · · · · · · · · · · 101

자연의학 · · · · · · · · · · · · 67
자연치유능력 · · · · · · · · · 70
자연친화 · · · · · · · · · · · · 89
잠복기 · · · · · · · · · · · · · 53
장기이식 · · · · · · · · · · · · 57
장중경 · · · · · · · · · · · · · 120
재활의학 · · · · · · · · · · · · 55
재활프로그램 · · · · · · · · · 55
재활학 · · · · · · · · · · · · · 52
전순의 · · · · · · · · · · · · · 126
전염병 · · · · · · · · · 43, 56, 77
전인의학 · · · · · · · · · · · · 67
전인주의 사상 · · · · · · · · · 81
전통적 의술 · · · · · · · · · · 80
전통치유사 · · · · · · · · · · 101
점성술 · · · · · · · · · · · · · 30
접골사 · · · · · · · · · · · · · 101
정골의학 · · · · · · · · · · · 161
정신병 · · · · · · · · · · · · · 55
정신분열증 · · · · · · · · · · 55
정신신경면역학 · · · · · · · 146
정신의학 · · · · · · · · · · 52, 55
정신치유 · · · · · · · · · · · · 97
정통의학 · · · · · · · · · · · · 67
정형외과 · · · · · · · · · · · · 49
제너 · · · · · · · · · · · · · · · 42
제도권의학 · · · · · · · · · 67, 81

제임스 왓슨 52
젝스–블레이크 50
젬멜바이스 48
조제술 30
존 카밧진 149
존 헌터 42
존스홉킨스 49
종교적 의식 10, 150
종양학 52, 53
중국 안마 156
중국의학 14
중세의학 29
중세후기의학 32
중의학 100
즈나냐요가 152
지압 97, 101
지압사 101
진 발레트 142
진단학 162
질병 10
집중명상 148

창작활동 166
척추지압 99
천연 아로마 143
천연물 97, 104

천연물요법 112
천연물치료 97
천연식물자원 102
체액 20
체액설 42
초월명상 148
최면술 54
최면요법 98
추출 30
치료 10
치매 56
침술 ... 15, 80, 86, 94, 99, 100

카르마요가 152
카벤투 44
카심 31
카이로프랙틱 46, 94, 160
카이로프랙틱 교육위원회 ... 162
카타르시스 54
커크우드 151
켈수스 26
코흐 45
퀴아트코브스카 167
크레펠린 55
크리스찬 하네만 159
키콜트–글래서 151

탄트라요가 153
탈레스 18
테미슨 22
테오프라스토스 22
통찰 148
통합미술치료 168
통합의학 94
통합의학체계 81
트래거요법 158
특수영양식품 91
티셀리우스 53

파라켈수스 35
파레 36
파스퇴르 45
파피루스 13
팔괘 14
팔머 46, 161
페르넬 35
펠레티에 44
푹스 37
프랜시스 크릭 52
프로이트 54, 167
프리스니츠 46
플라톤 21

플리니우스 26

피넬 42

피부과 49

피타고라스 19

피토케미칼 113

피트니스 82

필리노스 22

ㅎ

하네만 46

하비 38

하워드 러스크 55

하타요가 151, 153

한의학 67

할러 41

함무라비 법전 12

항상성 62

항생제 77

항정신병 약물 55

항체 53

해부학 36, 52

핵의학 58

허버트 바크 경 161

허버트 벤슨 148

허준 125

헤라클레이토스 19

헤라클리데스 22

헤로필로스 23

헤브라이의학 12

현대의학 67

홈즈 47

화학 30

화학약품 75

화학요법 54

화학용어 30

환경오염 56

환경위생 56

휴식 46

흉부과 49

흑사병 33

히포크라테스 ...17, 21, 28, 113

히포크라테스 선서 24

123/ABC

4체액설 31

IVF 57

NCCAM 84

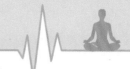

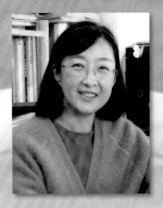

김애정

- 1986년 숙명여자대학교 식품영양학과 학부졸업
- 1988년 숙명여자대학교 식품영양학과 석사학위 취득
- 1992년 숙명여자대학교 식품영양학과 박사학위 취득
- 2015년 한국식품영양학회 부회장
- 2016년 현재 경기대학교 대체의학대학원
  식품치료/미용치료 전공교수 재직

대체의학개론

발 행 일	2016년 2월 4일 초판 인쇄
	2016년 2월 15일 초판 발행
저 자	김애정
발 행 인	김홍용
펴 낸 곳	도서출판 **효일**
디 자 인	에스디엠
교정편집	송보경
주 소	서울시 동대문구 용두동 102-201
전 화	02) 460-9339
팩 스	02) 460-9340
홈페이지	www.hyoilbooks.com
E-mail	hyoilbooks@hyoilbooks.com
등 록	1987년 11월 18일 제6-0045호
정 가	16,000원
I S B N	978-89-8489-401-3